Sport

Progetto grafico: babe - Francesco Beringi, Firenze
Impaginazione: Laura Casagrande
Redazione: Andrea De Vita

Per informazioni e segnalazioni:
info.devecchi@giunti.it

www.giunti.it

Via Bolognese 165 - 50139 Firenze - Italia
Via Dante 4 - 20121 Milano - Italia
Prima edizione: marzo 2012

Ristampa	Anno
6 5 4 3 2 1 0	2015 2014 2013 2012

PEFC
PEFC/18-31-356

Certificato PEFC
Questo prodotto è realizzato con materia prima da foreste gestite in maniera sostenibile e da fonti controllate
www.pefc.it

Stampato presso Giunti Industrie Grafiche S.p.A.
Stabilimento di Prato, azienda certificata PEFC™

Massimo Messina

Addominali

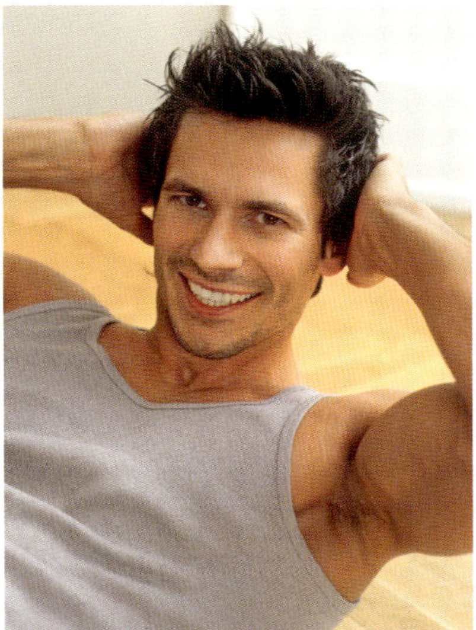

De Vecchi

A mio padre, mia madre e alla mia famiglia,
a mia moglie Ilaria e alla nostra stupenda figlia Viola.
Alla vita, per la fortuna, bellezza e gratitudine
di poterla vivere in pieno e con le persone che ami.
Ricordando il mio caro amico Marco Casati prematuramente scomparso.

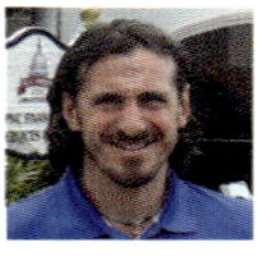

Prof. Massimo Messina, laureato in Scienze Motorie, massofisiokinesiterapista, preparatore, osteopata e terapista di Matteo Manassero e della Nazionale Italiana di Golf. Atleta in passato di nuoto, calcio, ginnastica, attualmente atleta di triathlon, ironman e maratone.

INDICE

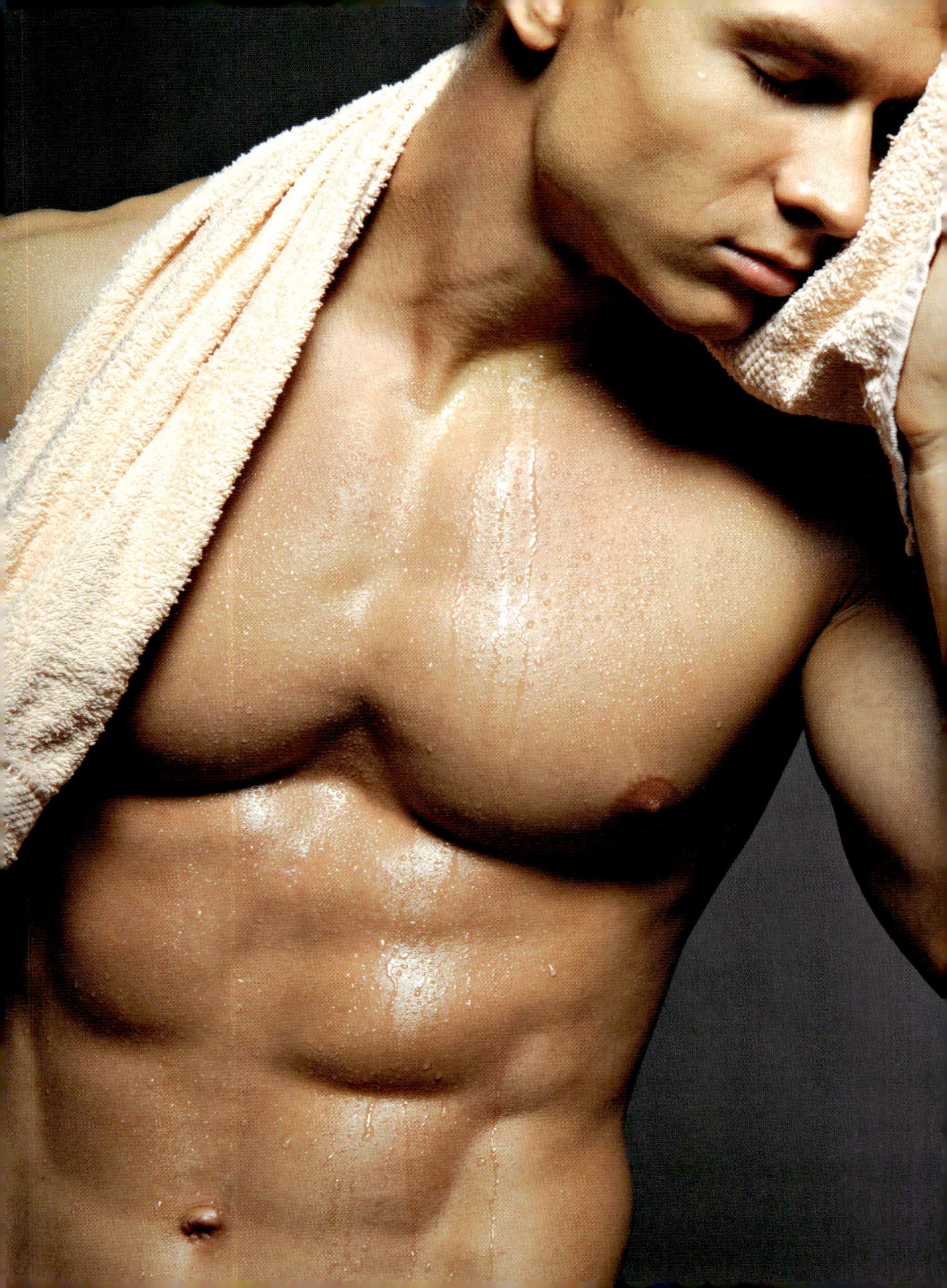

INTRODUZIONE

Giornali e televisione ci presentano quotidianamente immagini patinate di ragazzi prestanti e affascinanti fanciulle dai ventri piatti, scolpiti e attraenti, che spesso ci appaiono come rappresentazioni di donne e uomini irreali o ci ricordano la bellezza statuaria delle sculture greche. Già nell'antica Grecia, infatti, i muscoli addominali erano considerati particolarmente importanti e il loro sviluppo era associato all'idea di salute, forza ed efficienza. Nelle statue del periodo classico questa caratteristica veniva talmente esaltata da creare una sorta di sproporzione tra lo sviluppo della fascia addominale e la restante struttura muscolare. Perfino le corazze, di cuoio o di metallo, erano sagomate in modo tale da evidenziare la muscolatura addominale per impressionare maggiormente il nemico. Certamente una fascia addominale rilasciata, o peggio ancora flaccida, non poteva rappresentare l'ideale dell'uomo-guerriero dell'antichità.

Anche per l'uomo d'oggi una vita sottile, ben proporzionata e muscolarizzata è la testimonianza di un perfetto stato di salute e di forma fisica, perché, oltre alle funzioni meccaniche di movimento del tronco, la muscolatura addominale è necessaria per contenere nella giusta posizione i visceri e gli organi essenziali per la digestione.

In questo libro tratteremo quindi dell'allenamento degli addominali non tanto per cercare di assomigliare ai modelli che ci vengono continuamente proposti, ma per migliorare, insieme all'estetica, soprattutto il benessere e la forma fisica.

Le nozioni specifiche di fisiologia o di biomeccanica applicata sono ridotte al minimo indispensabile perché non si tratta di una trattazione specialistica, ma di un testo rivolto a un pubblico di principianti e a tutti coloro che vogliono prendersi cura del proprio corpo. In quest'ottica affronteremo il tema dell'importanza dell'alimentazione e di un riposo adeguato, ma soprattutto presenteremo moltissimi esercizi di facile esecuzione che ci consentiranno di mettere in pratica rapidamente quanto viene consigliato. In questa grande varietà anche chi è già allenato o è un atleta professionista troverà numerose varianti di esercizi che possono essere inserite in un programma di allenamento avanzato per dare ottimi risultati fisici ed estetici.

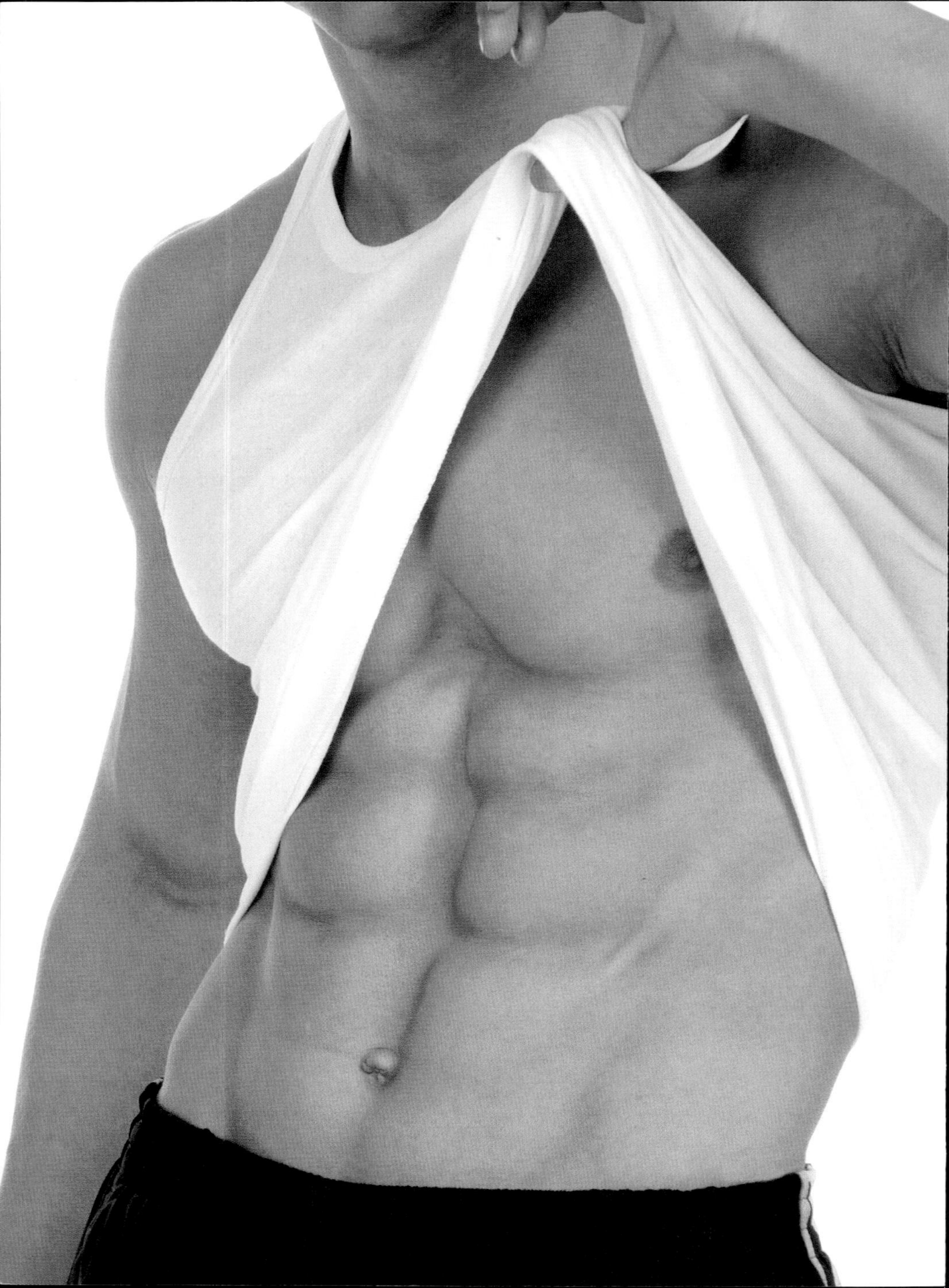

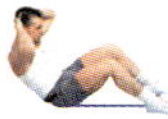

ANATOMIA E FISIOLOGIA

I muscoli sono la parte contrattile dell'apparato locomotore. Contraendosi realizzano la funzione motoria, la stabilità attiva delle articolazioni e il trasferimento di energia meccanica all'esterno dell'organismo.
I muscoli vengono suddivisi in lisci e striati. La muscolatura liscia è quella degli organi viscerali, quella striata è tipica dell'apparato locomotore.
Il muscolo nel suo complesso, insieme con i suoi prolungamenti fibrosi (tendini), è l'unità funzionale contrattile principale. È rivestito di tessuto connettivale e agisce per mezzo delle fibre muscolari.
Le fibre muscolari sono diverse tra loro per proprietà meccaniche e hanno caratteristiche chimiche e morfologiche differenti. Il processo di differenziazione delle fibre inizia già a livello fetale (20 settimane) ma diviene stabile solo dopo la nascita.
Il diverso tipo di innervazione determina le caratteristiche contrattili e quindi il diverso tipo di fibra. In generale le fibre muscolari deputate a sostenere lo scheletro e la postura sono prevalentemente rosse a contrazione lenta, mentre quelle deputate a lavori di contrazione veloce sono bianche. Distribuzione e percentuale di fibre variano molto da muscolo a muscolo, da individuo a individuo e da razza a razza.
Per comodità e sintesi vengono definiti muscoli rossi quelli a prevalenza di fibre lente e muscoli bianchi quelli principalmente composti da fibre rapide. Nessun muscolo è tutto rosso o tutto bianco, la maggior parte delle persone ha muscoli con fibre rosse e bianche nella stessa percentuale; nelle persone dalla costituzione robusta, invece, prevalgono i muscoli bianchi, mentre nei longilinei dalle ossa sottili le fibre rosse. I muscoli addominali sono mediamente composti per il 54% da fibre a contrazione veloce e per il restante 46% da fibre a contrazione lenta.
Questa distinzione diviene particolarmente importante per scegliere correttamente il proprio tipo di allenamento, adattandolo anche al tipo di muscolo. Le fibre si sviluppano in maniera diversa: le fibre lente ingrossano quasi esclusivamente con un allenamento improntato alla resistenza (ipertrofia) e in modo temporaneo, mentre le fibre rapide sono molto più legate al patrimonio genetico dell'individuo e vengono sviluppate con un allenamento basato sulla potenza e su ripetizioni rapide e veloci (miogenesi).

FIBRE LENTE E FIBRE VELOCI

FIBRE LENTE	FIBRE VELOCI
nervo sottile	nervo più grosso
impulso lento e debole	fibra di diametro maggiore
resistenti e non potenti	potenti ma non resistenti
ingrossano per ipertrofia	aumentano anche per miogenesi
allenamento improntato alla resistenza	allenamento improntato alla potenza
nutrizione glucidica	nutrizione proteica

Il sistema degli addominali

Il sistema addominale è la "cinghia di trasmissione" tra gabbia toracica e bacino e rappresenta, con la muscolatura lombare, la migliore protezione della spina dorsale. La sua contrazione

MUSCOLI ANTERIORI DEL TRONCO

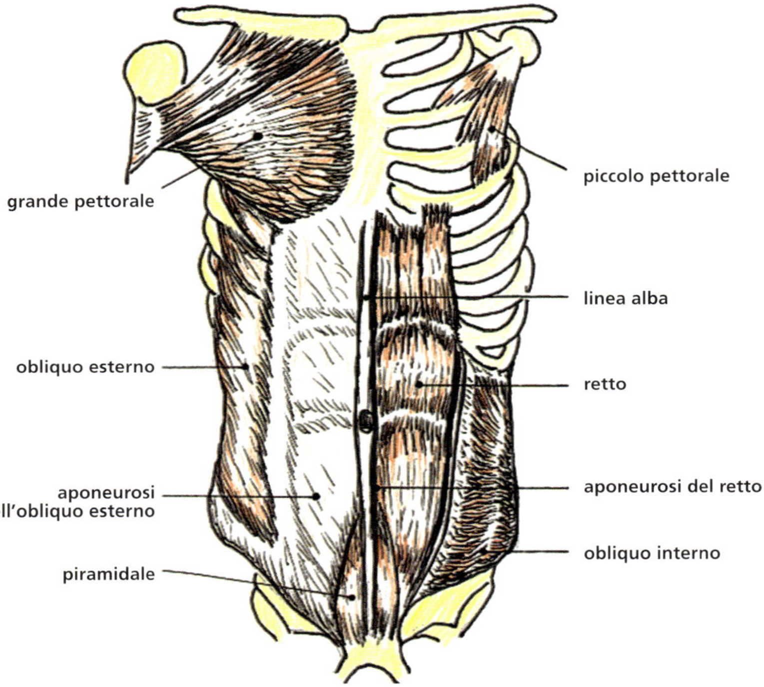

SEZIONE ORIZZONTALE DEI MUSCOLI ADDOMINALI

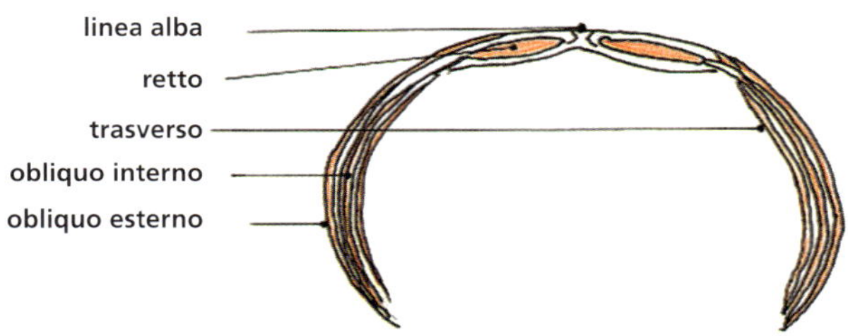

MUSCOLI SPINALI POSTERIORI

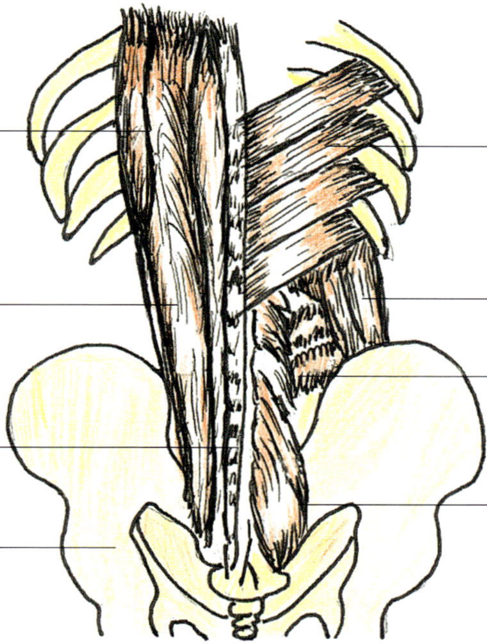

globale determina l'espirazione e la funzione espulsiva per l'evacuazione di feci, vomito e urina. Il fulcro dell'azione addominale si trova nell'articolazione sacro-lombare.
Gli addominali formano un sistema costituito da cinque coppie di muscoli principali i cui fasci, contenuti da un'unica fascia tendinea, si incrociano su vari piani.
In ogni esercizio gli addominali sono coinvolti sempre nel loro complesso ma con diverso impegno dell'uno o dell'altro, a seconda del movimento.

Retto: origina dalla quinta, sesta e settima costola e dall'apofisi tifoidea (sterno) per inserirsi sulla sinfisi pubica. È interamente coperto da una guaina (aponeurosi) su cui si innestano gli obliqui esterno, interno e trasverso. Il caratteristico aspetto segmentato è dovuto alla presenza di iscrizioni tendinee che servono a evitare la separazione verso l'esterno delle fibre muscolari durante lo sforzo. Flette il bacino verso il torace e viceversa.

Obliquo interno: origina dalla cresta iliaca e si dirige obliquamente a ventaglio in alto verso le

ADDOMINALI E COLONNA VERTEBRALE

La colonna vertebrale svolge funzioni importantissime, come sorreggere il tronco e proteggere da traumi e ferite il midollo spinale.
È formata da trentatré o trentaquattro vertebre che, separate tra loro da dischi intervertebrali, sono tenute insieme da legamenti.
Le vertebre sono suddivise in mobili (cervicali e lombari) e rigide o semirigide (dorsali, sacrali e coccigee).
Per la stabilità e la postura della colonna vertebrale è fondamentale la struttura ossea ma anche quella muscolare. Alcuni addominali (trasverso, obliquo interno, quadrato dei lombi e inoltre l'ileo psoas), inserendosi nel tratto lombare della colonna, sono di fondamentale importanza per l'equilibrio statico e dinamico del rachide e della colonna.

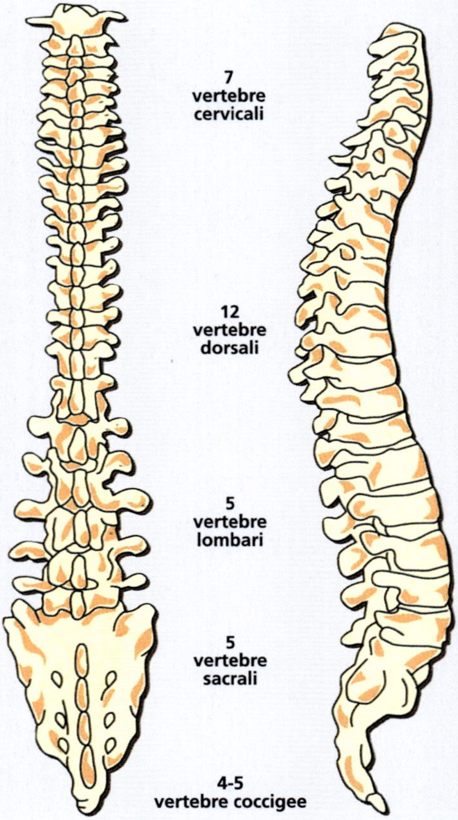

ultime tre costole, verso la linea alba e verso il pube. La sua azione monolaterale inclina il busto dalla propria parte e, in sinergia con l'obliquo opposto, ne determina la torsione sempre verso la propria parte. Contratto bilateralmente flette il tronco sul bacino e quindi è sinergico ai retti.

Obliquo esterno: origina dalle ultime otto costole e si dirige obliquamente in basso e in avanti verso la linea alba, la sinfisi pubica e la cresta iliaca. La contrazione monolaterale inclina il busto dal proprio lato, oppure lo ruota verso il lato opposto in sinergia con l'obliquo interno contrapposto. L'azione bilaterale flette il busto sul bacino.

Trasverso: origina dalle ultime sei costole, dall'aponeurosi del sacro spinale, dalla cresta iliaca e dal legamento inguinale. Nella sua parte

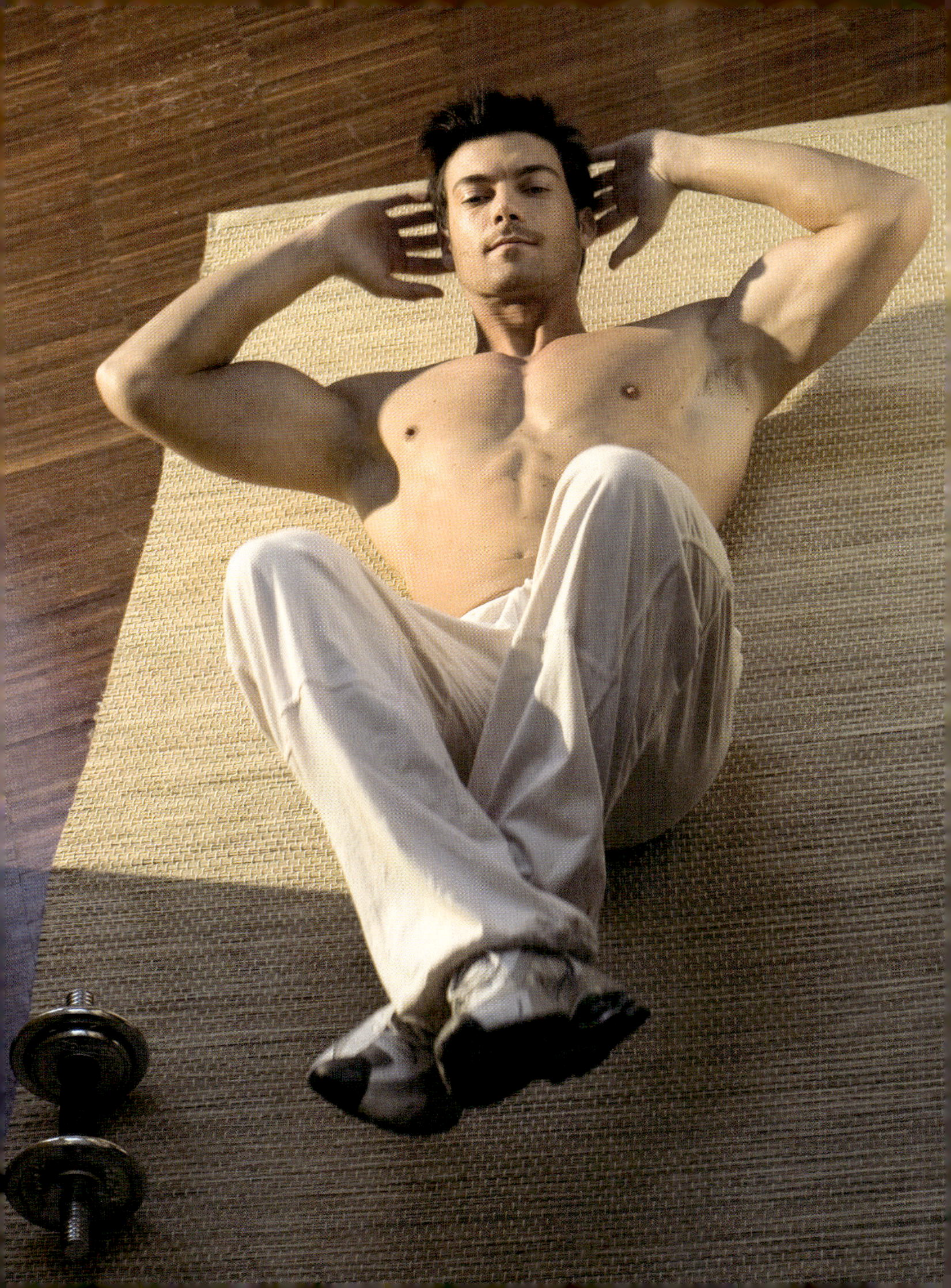

anteriore forma la guaina che contiene i due retti. Ha il compito di contenimento dei visceri e di spinta verso l'alto del diaframma nell'espirazione forzata.

Piramidale: si trova all'interno della guaina dei retti dell'addome. Origina dal margine superiore del pube e si dirige verso la linea alba che mantiene in tensione.

Quadrato dei lombi: fa parte della muscolatura addominale posteriore. Questo muscolo, di forma appiattita e quadrangolare, si inserisce sulle apofisi trasverse delle vertebre lombari, sulla dodicesima costola e sul margine inferiore della cresta iliaca. Attraverso una contrazione bilaterale mantiene la lordosi lombare in condizioni di equilibrio. Con una contrazione unilaterale del muscolo si determina un'inclinazione laterale.

Ileo psoas: è propriamente un muscolo dell'interno dell'anca, ma spesso lavora in sinergia con i muscoli addominali. È costituito da due porzioni: il muscolo grande psoas, che origina dai corpi della dodicesima vertebra toracica e della prima, seconda, terza e quarta lombare e dai processi trasversi di tutte le vertebre lombari. In basso il tendine si fonde con quello del muscolo iliaco, che si inserisce nel piccolo trocantere. Il muscolo iliaco che proviene dalla superficie interna della fossa iliaca si inserisce con lo psoas sul piccolo trocantere del femore. Flette la coscia sull'anca e la colonna e il bacino in avanti o in basso.

Gli addominali non vanno collegati solamente all'"idea di pancia", ma sono fondamentali anche per l'equilibrio globale del corpo. Contengono e proteggono gli organi interni, difendendoli efficacemente. La funzione di contenimento è particolarmente evidente durante la gravidanza, periodo in cui viene messo in rilievo il loro grado di elasticità. Sono molto importanti anche perché sostengono il corpo durante i movimenti, costituiscono il punto di unione tra bacino e tronco, assicurano sicurezza nei movimenti agli arti inferiori e fissano la gabbia toracica al bacino.

Perché si forma la "pancia"?

Sono molteplici le condizioni che determinano l'insorgere della cosiddetta "pancia", non sempre riconducibili a problemi di struttura addominale. Fondamentalmente le cause possono essere ricercate:
- nell'alimentazione;
- nella muscolatura;
- nell'età e nel sesso;
- in condizioni particolari.

Alimentazione

L'alimentazione non equilibrata e non controllata, i tempi dedicati ai pasti sempre ridotti e poco rispettati, le difficoltà di digestione legate a situazione di stress possono creare situazioni che, anche se non direttamente, incidono sulla struttura addominale.

Muscolatura

Il poco movimento, o addirittura la sua assenza tecnicamente definita "ipocineticismo", è una condizione molto frequente nella vita di tutti i giorni in cui la sedia dell'ufficio, la macchina e l'ascensore finiscono per renderci poco attivi, determinando una struttura muscolare priva di tono e di vitalità.
Molto spesso l'attività lavorativa crea situazioni per cui:
- i rappresentanti e i camionisti sono costretti a passare gran parte della giornata in macchina;

- gli impiegati e le segretarie mantengono per molte ore una posizione statica;
- gli studenti passano gran parte dei pomeriggi seduti davanti al computer o alla televisione;
- gli anziani finiscono per limitare qualsiasi attività fisica, aggravando le proprie condizioni generali.

Può favorire l'insorgere della cosiddetta "pancia" anche uno squilibrio muscolare, per esempio fra la muscolatura anteriore meno sviluppata e quella posteriore troppo tonificata. Questi squilibri si verificano in ambito sportivo e molto spesso la "pancia" compare quando la muscolatura delle cosce e della zona posteriore del busto è troppo sviluppata rispetto a quella anteriore, creando alcuni problemi.

Età e sesso

La terza età è caratterizzata da poca mobilità ed elasticità, sia a livello muscolare sia per quanto riguarda la colonna vertebrale, e dalla diminuzione del volume respiratorio. Anche gli aspetti psicologici, con il prevalere della sensazione di inutilità, non aiutano certo il mantenimento di una sana e corretta forma fisica.
Nelle donne, oltre alla pancia, la maggiore localizzazione di grasso si verifica nei glutei e nell'esterno coscia, accentuandosi ancora di più nel periodo della menopausa, in un momento in cui sia la condizione psicologica sia quella muscolare non favoriscono il sentirsi in ottima forma.

Condizioni particolari

Sulla forma fisica possono influire anche periodi particolari che le persone attraversano nel corso della loro vita.
Per le donne può essere problematico il periodo che segue il parto, quando l'organismo deve riprendere funzionalità ed elasticità. Il ripristino delle condizioni ottimali riguarda in questo caso specialmente il buon recupero della muscolatura addominale. Anche la forzata inattività fisica, dovuta a un incidente o a un intervento chirurgico, può influire sulla struttura organica generale e sulla muscolatura addominale.

Fisiologia respiratoria

È fondamentale esaminare alcuni aspetti della fisiologia respiratoria, poiché il diaframma, muscolo piatto interessato a questa funzione, è situato in prossimità della zona addominale ed è strettamente collegato con i relativi fasci muscolari. I tessuti necessitano di ossigeno e producono anidride carbonica, perciò l'organismo deve prelevare ossigeno dall'aria ed emettere anidride carbonica con la respirazione.
L'atto respiratorio è formato da due fasi: inspirazione ed espirazione. L'inspirazione è un processo attivo, che si basa sull'intervento dei muscoli intercostali e del diaframma, l'espirazione è, almeno a riposo, un processo puramente passivo. Sotto sforzo, invece, anche l'espirazione diventa attiva, per l'intervento dei muscoli intercostali interni.
I polmoni sono situati nella gabbia toracica all'interno del cavo pleurico in cui la pressione negativa impedisce agli stessi di collassare.
La respirazione è governata da un controllo nervoso e da uno umorale. Il controllo nervoso dipende dai centri nervosi del respiro (centro inspiratorio, espiratorio e pneumotossatico), il controllo umorale viene condizionato dalle modificazioni del sangue arterioso.
Spesso durante l'attività fisica, di qualsiasi genere e tipologia, si può avvertire un senso di malessere che generalmente si associa a un aumento del ritmo respiratorio e cardiaco. Se

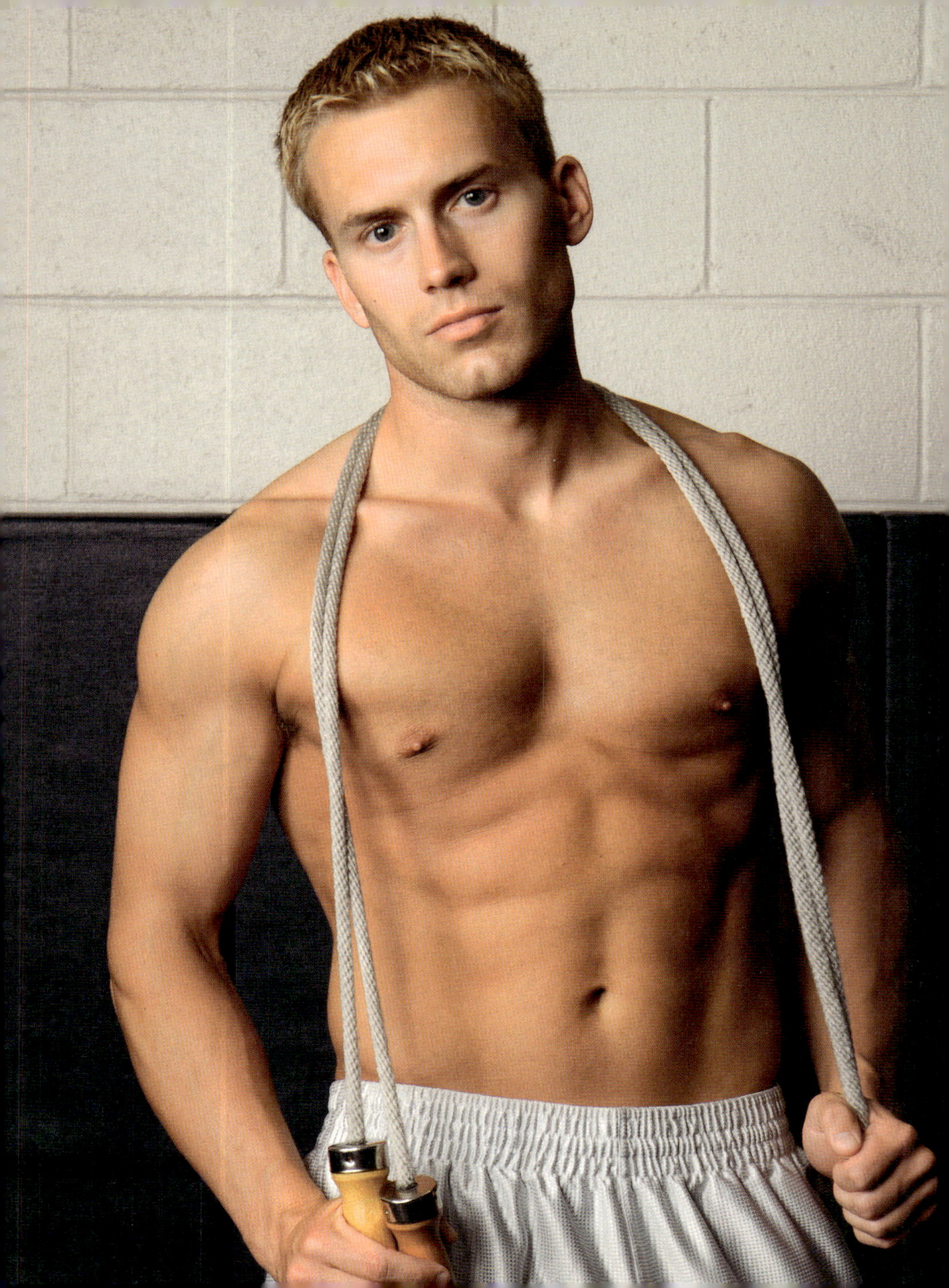

l'attività viene prolungata, forzando questo senso di malessere, il più delle volte esso tende a scomparire, trasformandosi in sollievo (questo fenomeno è comunemente conosciuto come "rottura del fiato"). Questa particolare situazione può essere preceduta da sintomi come:

- senso di soffocamento;
- costrizione al torace;
- bisogno di aria.

Con la normalizzazione del ritmo respiratorio, il bisogno d'aria e il senso di oppressione svaniscono, tutte le funzioni dell'organismo sembrano riprendere maggiore efficacia, il respiro, prima affannoso, diventa più facile, il cuore riduce la sua frequenza con un ritmo più lento e gli atti respiratori diventano più profondi e regolari.

Questo ci fa capire quanto un allenamento costante e organizzato sia fondamentale per il raggiungimento del benessere fisico e quanto sia fondamentale abbinarlo a una corretta respirazione.

Durante l'attività il nostro corpo deve essere aiutato con una coordinazione diretta tra esercizio e atti respiratori: espirazione e inspirazione devono essere continui e con un ritmo il più naturale possibile per evitare all'organismo situazioni di affanno. Per questo è bene ricordare che durante l'esercizio fisico è sconsigliato mangiare, masticare gomme o parlare.

In attività come gli esercizi per gli addominali è necessario collegare l'espirazione al momento dello sforzo e l'inspirazione al momento del recupero.

Una respirazione non corretta può portare a:

- affanno precoce;
- coordinazione non equilibrata;
- svolgimento scorretto degli esercizi;
- durata troppo breve dell'allenamento.

Per svolgere correttamente gli esercizi per gli addominali è fondamentale prendere coscienza della respirazione partendo da quelli semplici. La retroversione del bacino, esercizio illustrato in questo libro, è forse il più semplice e il più indicato per comprendere quanto sia importante collegare ogni atto respiratorio ai singoli movimenti.

L'IMPORTANZA DEL RIPOSO

L'organismo è paragonabile a un elaboratore elettronico che riceve informazioni, le elabora e risponde adattandosi. Il cervello riceve i segnali e trasmette gli ordini di adattamento attraverso ormoni e neurotrasmettitori. Così come ormoni e neurotrasmettitori influenzano appetito, riposo ed esercizi, nello stesso modo esercizi, riposo e cibo influenzano la produzione di ormoni e di neurotrasmettitori. Sfruttando questa azione reciproca e assecondando i ritmi biologici dell'organismo abbiamo la possibilità di modificare il nostro corpo migliorandone le prestazioni. Nel nostro organismo la produzione di ormoni varia a seconda della stagione. Nei mesi invernali viene prodotta una maggior quantità di cortisolo, l'ormone che consuma i muscoli e accumula il grasso. In estate e in autunno la luce e il calore favoriscono la produzione del testosterone e dell'ormone della crescita (GH). Agli ormoni è collegato anche il riposo: l'ormone della crescita viene prodotto soprattutto durante le prime ore del sonno, ore preziose da non perdere assolutamente. Né si deve trascurare un sonnellino pomeridiano, dopo l'allenamento mattutino, e un pranzo iperproteico, per accrescere il livello giornaliero di questo ormone. È importante, quindi, non accumulare sonno arretrato perché inciderebbe in maniera negativa sugli obiettivi di miglioramento fisico che ci siamo proposti.

TRE BUONI MOTIVI PER LO SVILUPPO DEGLI ADDOMINALI

- Dal punto di vista funzionale, gli addominali sono gli stabilizzatori del tratto lombare della colonna vertebrale. Costituiscono, inoltre, una parete muscolare a protezione dei visceri interni e partecipano alla respirazione. La loro efficienza è fondamentale nella preparazione atletica di base.

- Da un punto di vista estetico, gli addominali sono molto importanti per il miglioramento della figura, sia maschile sia femminile.

- Dal punto di vista agonistico, la zona degli addominali riveste un'importanza particolare per gli atleti che praticano fitness e body building.

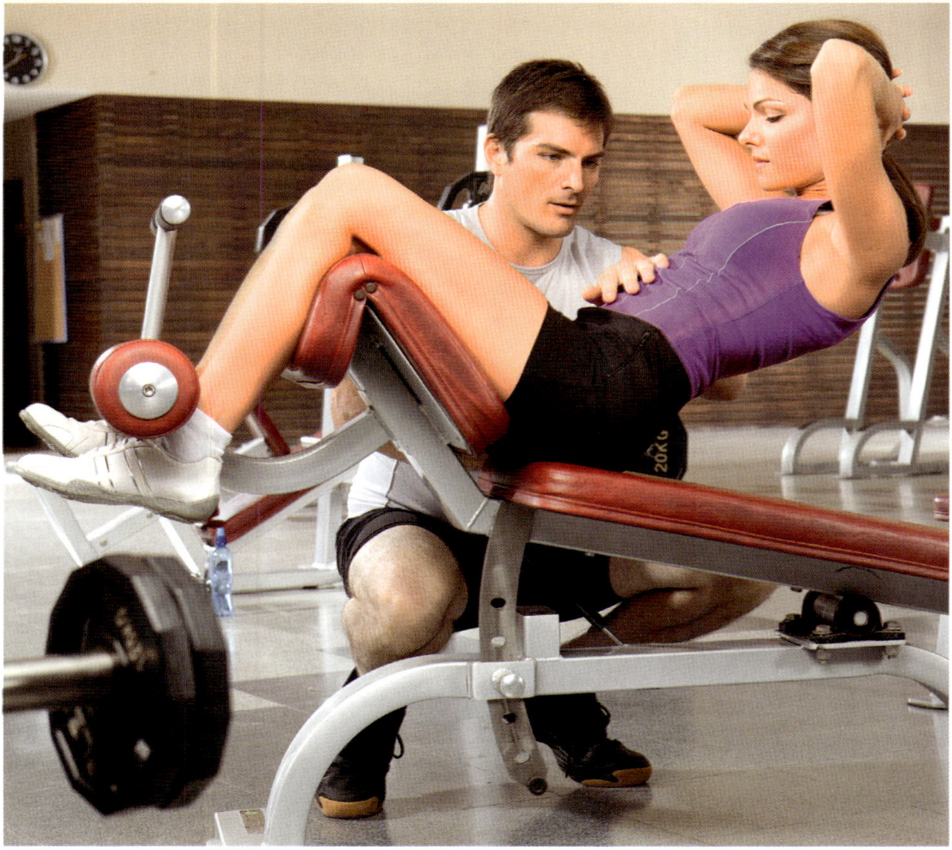

CONSIGLI ALIMENTARI

Non è possibile affrontare un programma di allenamento per lo sviluppo dei muscoli addominali senza tener conto dell'alimentazione. Il cibo va valutato secondo la quantità (per l'energia che fornisce) e secondo la qualità (per la sua influenza sui processi biologici). Mentre una volta la fatica fisica era l'aspetto predominante dell'esistenza ed era necessario un grosso apporto quantitativo di alimenti per compensarla, la vita di oggi, con un carattere prevalentemente sedentario e necessità energetiche molto ridotte, richiede una quantità di cibo molto inferiore.

Oltre al rapporto quantitativo è necessario considerare un'alimentazione equilibrata che comprenda carboidrati, proteine e grassi distribuiti nel corso della giornata.

Nonostante molte indicazioni riguardanti questo argomento ci vengano fornite ogni giorno dalla televisione, da riviste o anche dalle pubblicità, preferiamo offrire alcuni semplici consigli, tenendo presente che qualsiasi indicazione va comunque riferita e adattata alle proprie caratteristiche individuali e che un regime alimentare controllato e l'allenamento costante possono comportare. per alcuni aspetti, sacrifici sia fisici sia psicologici per il raggiungimento dell'obiettivo finale.

Gli elementi dell'alimentazione

Una dieta equilibrata comprende un'ampia varietà di alimenti che permettono all'organismo di crescere e rimanere in buona salute fornendogli energia. Per vivere ogni individuo necessita di proteine, carboidrati, grassi, vitamine, minerali, fibre e acqua, componenti essenziali che prenderemo brevemente in esame.

Proteine

Molecole formate da elementi base detti aminoacidi, le proteine sono essenziali per l'organismo umano, poiché vengono utilizzate nella costituzione delle cellule dei tessuti.

Contribuiscono, inoltre, alla formazione di enzimi, ormoni e altri importanti componenti del sangue. Vengono utilizzate in mancanza di altre fonti energetiche e vanno consumate in quantità non esagerate (un grammo di proteine fornisce 4 kcal). Sono presenti in pesce, uova, cereali, frutta secca, legumi e carni.

Carboidrati

I carboidrati rappresentano la principale e la più importante fonte energetica per la crescita, il sostentamento e il buon funzionamento dell'organismo umano.

I pasti principali della giornata dovrebbero essere costituiti soprattutto dai carboidrati, presenti in alimenti molto comuni come pane, pasta, patate, riso, grano, frutta e verdura. Sono costituiti principalmente da amidi, zuccheri e cellulosa; quest'ultima, pur non venendo assimilata, è importante perché aiuta la digestione di altri alimenti.

Se assunti in grandi quantità, in talune situazioni, possono accumularsi nel fegato e nei muscoli per essere utilizzati in caso di digiuno o durante un esercizio fisico protratto nel tempo. Un grammo di carboidrati fornisce 4 kcal.

Grassi

Come i carboidrati, i grassi vengono utilizzati dall'organismo come fonte di energia, anche se a parità di quantità questi ultimi apportano un numero maggiore di kcal (un grammo di grasso fornisce 9 kcal). Se l'alimentazione è troppo ricca di grassi, essi si accumulano come adipe sotto la pelle o attorno agli organi. I grassi si dividono in grassi saturi di origine animale (carne e burro) e in grassi insaturi di origine vegetale (come quelli contenuti nella frutta secca e nell'olio d'oliva). Un'eccessiva quantità di grassi animali può favorire l'insorgenza di cardiopatie e problemi di circolazione.

Vitamine

Non apportano calorie ma aumentano la velocità delle reazioni chimiche all'interno dell'organismo. Si dividono in due grandi gruppi: vitamine liposolubili, cioè solubili nei grassi (vitamine A, D, E e K) e vitamine idrosolubili, cioè solubili nell'acqua (vitamine C e B).
Le prime si trovano nel formaggio e nel pesce. La vitamina A è importante per la vista, la D per le ossa e la K per il sangue. Le vitamine solubili in acqua si trovano nelle verdure e nella frutta e facilitano l'assimilazione del cibo. Poiché l'organismo non è in grado di produrre da solo la maggior parte delle vitamine, è necessario assumerle attraverso gli alimenti.

Minerali

Per il nostro organismo i minerali più importanti sono: calcio, potassio, zolfo, fosforo, sodio, cloro e magnesio. Sono assolutamente necessari per formare le ossa, regolare l'equilibrio idrico del corpo, controllare i nervi, i muscoli e produrre energia. Il corretto apporto dei minerali, che l'organismo umano non è in grado di produrre da solo, è garantito da una dieta molto variata.

Fibre

Pur non venendo assimilate dall'organismo, le fibre svolgono un ruolo fondamentale nel processo digestivo. Rendono le feci compatte e morbide, in modo che possano essere facilmente eliminate, evitando disturbi, problemi intestinali e l'insorgere della stitichezza. Studi recenti ritengono anche che con alcune fibre si possano ridurre i rischi di contrarre determinate malattie, come le cardiopatie. La maggior parte delle fibre si trova nella frutta, nella verdura e nei cereali, soprattutto in quelli integrali.

Acqua

È assolutamente necessaria per il nostro organismo, che può resistere anche per più di un mese senza cibo solido ma si trova in situazioni di estremo pericolo senza apporto di liquidi per un tempo limitato anche solo a pochi giorni. In condizioni climatiche particolari, oppure in presenza di forte disidratazione dovuta a patologie come la dissenteria, la situazione può divenire ancora più critica. Considerando che ciascuno di noi, in condizioni di normalità, perde circa due litri di acqua al giorno attraverso la sudorazione e le evacuazioni, si comprende come sia essenziale il reintegro dell'equilibrio idrico per evitare di incorrere in disturbi di vario genere (stitichezza, problemi di pelle e difficoltà della digestione). Oltre all'acqua da bere, è necessario reintegrare i liquidi attraverso un'alimentazione ricca di frutta e verdure fresche, il cui contenuto di acqua è elevato.

Un'alimentazione equilibrata

Quando domandiamo a qualcuno informazioni circa il suo modo di alimentarsi otteniamo spesso risposte del tipo: "Mangio in modo normale!

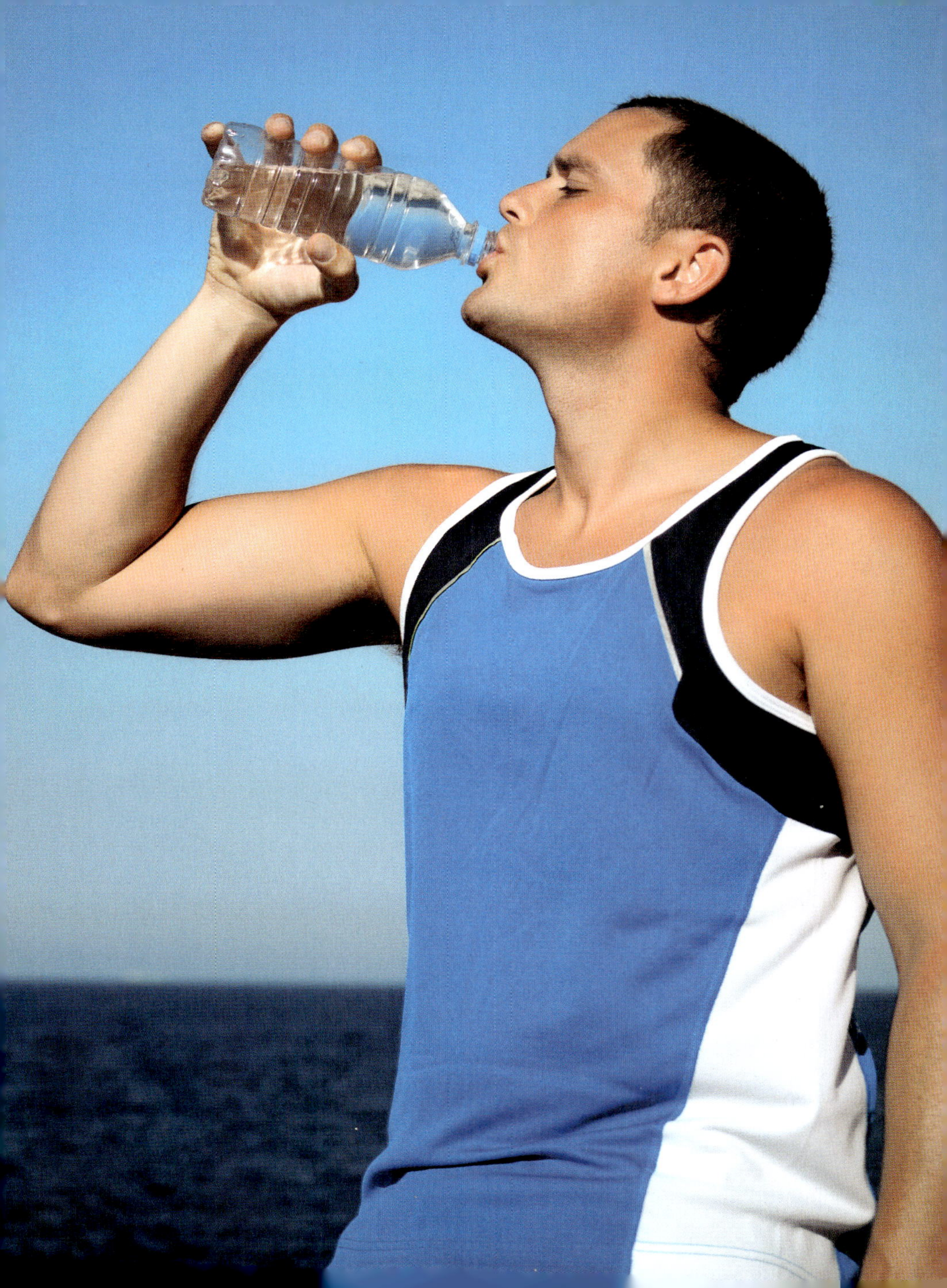

Quando ho tempo mangio primo, secondo, dolce e caffè, preceduti, se posso, da un aperitivo, altrimenti sostituisco il pasto con un bel panino".

Questa affermazione di normalità contiene alcuni errori, che cercheremo di analizzare insieme.

La digestione comincia in bocca con l'aiuto della masticazione e della saliva che, con i suoi enzimi, dà inizio alla trasformazione dei carboidrati complessi (pasta, pane e riso). Nello stomaco, poi, il boccone insalivato, detto "bolo", si trasforma con l'azione dei succhi gastrici, la cui composizione varia a seconda del cibo introdotto.

Dallo stomaco, attraverso il piloro, il cibo passa nell'intestino dove la bile e gli altri succhi pancreatici portano a termine la digestione. A questo punto i principi nutritivi fondamentali vengono assorbiti e passano nel sangue, attraverso il quale sono trasportati in tutti gli organi periferici del corpo. Il materiale non utilizzato va nell'intestino crasso e viene poi eliminato. I liquidi passano dai reni, dove vengono filtrati, mentre i prodotti di scarto vengono espulsi.

Ingerire in un solo pasto elementi così diversi come carboidrati e carne presenta inconvenienti di vario genere perché rende più difficile l'assorbimento e rischia di dilatare i tempi di digestione.

La pasta, o i carboidrati complessi, vengono attaccati durante la masticazione dalla ptialina e successivamente dai succhi gastrici presenti nello stomaco durante la fase della digestione.

La carne e quindi le proteine, invece, vengono attaccate in bocca dalla pepsina e nello stomaco dall'acido cloridrico.

Poiché per la completa digestione degli amidi nello stomaco viene inibita la produzione degli acidi cloridrici, è facilmente comprensibile il processo per cui la carne che segue alla pasta tende a rallentare il processo digestivo.

Un'ulteriore complicazione è data dal dolce a fine pasto perché gli zuccheri, che per essere assorbiti dovrebbero passare direttamente nell'intestino, trovano la strada sbarrata dagli altri alimenti.

Il caffè, inoltre, fa aumentare il livello di acidità, creando ulteriori complicazioni, anche se tende a coprire una situazione di disagio che molto spesso si manifesta con sonnolenza, senso di torpore e difficoltà digestive.

Purtroppo questi errori di alimentazione vengono commessi da una percentuale di italiani che si aggira intorno all'80%.

Combinazioni da evitare

Secondo quanto abbiamo appena descritto, alcune combinazioni alimentari, come carboidrati e proteine di origine animale nello stesso pasto, sono da evitare. Allo stesso modo va posta particolare attenzione anche ad altre associazioni come:

Cibi proteici diversi: è importante evitare la combinazione di carne e latte. Infatti, nello stomaco il latte si coagula in grumi che avvolgono la carne impedendo ai succhi gastrici di proseguire il processo digestivo, che continuerà solo dopo che il latte si è cagliato.

Cibi ricchi di zuccheri semplici con cibi proteici o amidacei: assumere questo tipo di cibo dopo un pasto abbondante, a base di amidi e carne, innesca un processo di fermentazione invece che di digestione. Al contrario assunti lontano dai pasti possono essere facilmente digeriti.

Grassi con proteine: i grassi non favoriscono la secrezione gastrica, per cui non è opportuno associare i formaggi con carne oppure burro e panna con verdure o alimenti fritti, in quanto la digestione viene rallentata.

Combinazioni corrette

Altri alimenti, invece, possono essere tranquillamente associati senza correre il rischio di una cattiva digestione.

È corretta la combinazione di:

- pasta e verdure;
- legumi e verdure;
- carni e verdure;
- formaggi e verdure;
- frutta e dolciumi;
- pane e olive;
- pane e frutta oleosa;
- latte e frutta acidula;
- yogurt e frutta acidula.

A differenza della pasta, il pane, avendo già subito la lievitazione, risulta associabile al formaggio, alla carne e ai cibi proteici in generale.

In base alle indicazioni fornite e ai propri bisogni è necessario individuare il programma alimentare più adatto, cioè quello che permetterà di raggiungere gli obiettivi desiderati, ricercando un buon equilibrio tra calorie ingerite e calorie consumate.

Fabbisogno energetico

Il fabbisogno energetico complessivo comprende il fabbisogno necessario per mantenere il metabolismo basale (cioè la spesa energetica indispensabile affinché l'organismo resti vitale in condizioni di riposo fisico e psichico) e il fabbisogno necessario per compiere determinate attività.

Il fabbisogno di energia varia con l'età, il sesso, la costituzione fisica, l'attività svolta in particolari condizioni come la gravidanza, l'allattamento, la menopausa e l'andropausa.

Considerando che nel corso degli ultimi decenni il consumo medio giornaliero di cibo è aumentato e supera abbondantemente il livello raccomandato, è importante ricordare che l'apporto energetico dovrebbe essere così distribuito: 60% in carboidrati, 10% in proteine e 30% in grassi (per computare i grassi bisogna tenere conto, oltre che dei condimenti, della loro notevole presenza in alimenti come i latticini o la carne).

Indichiamo di seguito in ordine di importanza i principali componenti dell'alimentazione giornaliera:

- pane, cereali e riso;
- frutta;
- verdura;
- carne;
- latte e yogurt;
- grassi e dolci.

È comunque importante ricordare le combinazioni alimentari, perché diventa poco producente scegliere di alimentarsi in modo naturale se non si abbinano correttamente gli alimenti.

CONSIGLI PER UNA CORRETTA ALIMENTAZIONE

- Mangiate in modo regolare (colazione, pranzo e cena).
- Evitate il più possibile i fuori pasto.
- Mangiate lentamente.
- Non eccedete nelle bevande alcoliche.
- Mangiate con moderazione.
- Non cedete alle tentazioni della gola o, se lo fate, non esagerate.
- Abituatevi a bere molta acqua nell'arco della giornata.
- Inserite le fibre nella vostra alimentazione.
- Non saltate i pasti.

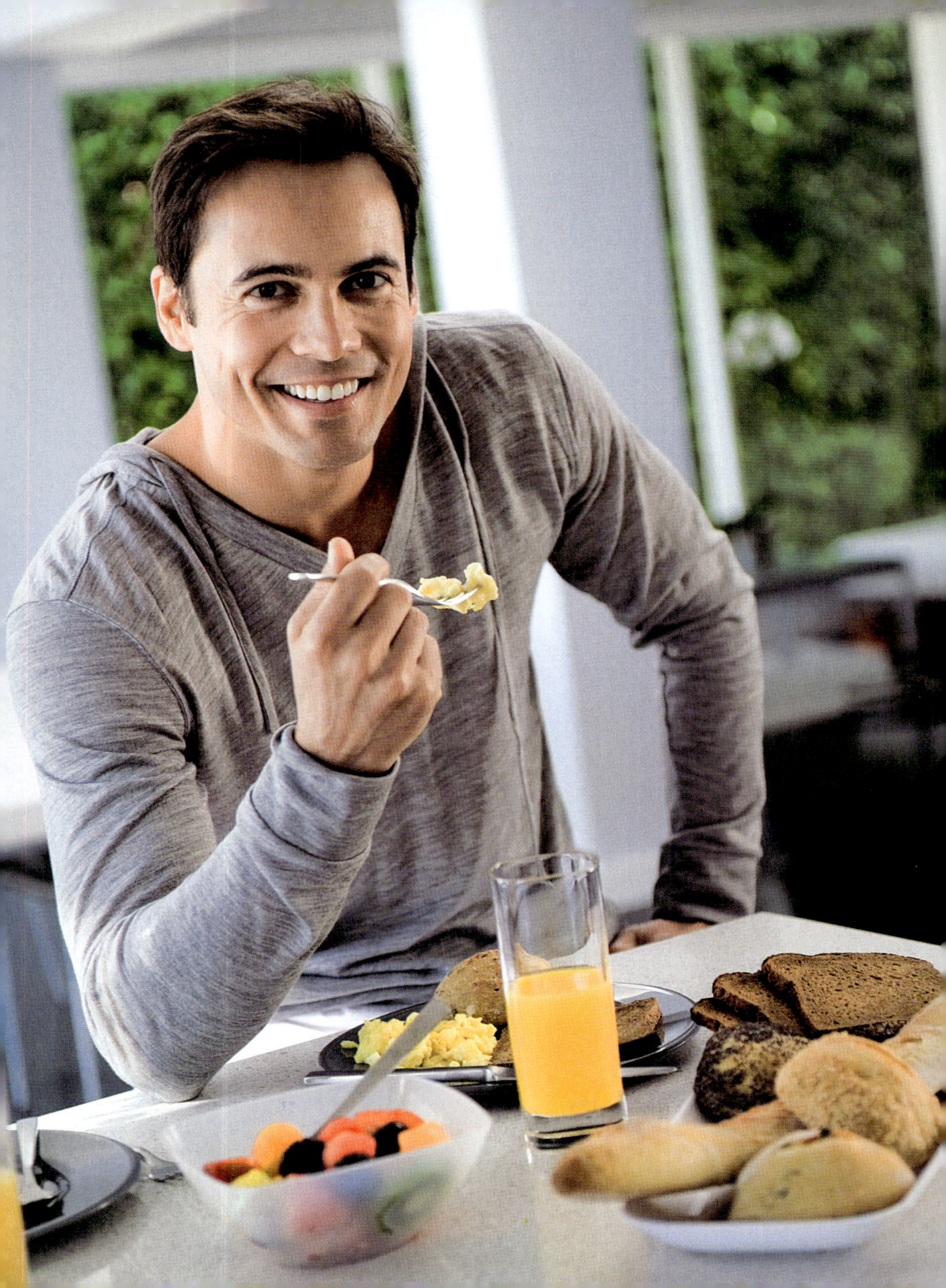

Una combinazione sbagliata altera i processi digestivi, appesantendo e quindi intossicando il nostro organismo, mentre un abbinamento valido eviterà questi problemi.

Bisogni nutrizionali particolari

Alcune persone possono avere esigenze nutrizionali particolari determinate principalmente dal sesso e dall'età. Le donne, per esempio, vanno spesso incontro a problemi di osteoporosi e di anemia per carenza di ferro.

Il calcio, il minerale più abbondante nel corpo umano, è essenziale per la conduzione degli impulsi nervosi, le funzioni cardiache, la contrazione muscolare e l'utilizzo di determinati enzimi. Un apporto inadeguato di calcio contribuisce all'insorgere dell'osteoporosi, malattia degenerativa per cui le ossa diventano gradualmente porose e fragili fino a fratturarsi facilmente. Soffrono di osteoporosi soprattutto le donne in postmenopausa, le giovani atlete (per interruzione del ciclo mestruale) o coloro che per stile di vita e abitudini alimentari seguono diete ipocaloriche e con inadeguate quantità di calcio e vitamina D, come le persone anziane, che andrebbero incoraggiate sia nella pratica di attività fisiche sia nell'adozione di una dieta più equilibrata dal punto di vista nutrizionale. Molto spesso, infatti, l'osteoporosi viene determinata non solo dall'età ma anche dallo stile di vita sedentario, da uno scarso apporto di proteine e da un'accresciuta necessità di sostanze nutrienti. Il rischio di osteoporosi può essere drasticamente ridotto da una dieta ricca di calcio e dalla pratica dell'esercizio fisico.

Le donne, inoltre, hanno particolari esigenze nutrizionali durante la gravidanza e l'allattamento, perché provvedere a se stesse e al nascituro richiede un maggior apporto di calorie e, in molti casi, di integratori alimentari. In questi momenti praticare esercizi fisici non comporta generalmente problemi anche se è preferibile essere seguite dal proprio medico, soprattutto se prima della gravidanza non è stata praticata una particolare attività fisica. Durante la gestazione, gli esercizi fisici vanno compensati con un adeguato apporto di liquidi per evitare disidratazione e ipertermia. Una buona attività fisica, inoltre, è importante anche per risolvere il problema del sovrappeso e della perdita di tono muscolare dopo il parto.

Una particolare attenzione va riservata anche all'alimentazione di bambini e adolescenti, che in fase di rapida crescita hanno bisogno di un maggior apporto di nutrienti per la costituzione dei tessuti. Molto spesso bambini e ragazzi amano cibi ricchi di grassi e di zuccheri, molto proteici ma poveri di nutrienti, per questo motivo è necessario evitare che assumano abitudini alimentari gravemente scorrette, incoraggiando invece una dieta salutare e una costante attività fisica.

Attività fisica e controllo del peso corporeo

Molte persone iniziano una regolare attività fisica, oppure si iscrivono in palestra, con l'intenzione di controllare o di diminuire il proprio peso corporeo. È importante capire che per raggiungere risultati apprezzabili è necessario impegnarsi per periodi abbastanza lunghi sia per quanto riguarda l'allenamento sia per la dieta abbinata come complemento dell'esercizio fisico. I bisogni nutrizionali di una persona sedentaria non differiscono molto da quelli di chi conduce una vita fisicamente molto attiva; quest'ultima, però, bruciando molte più calorie,

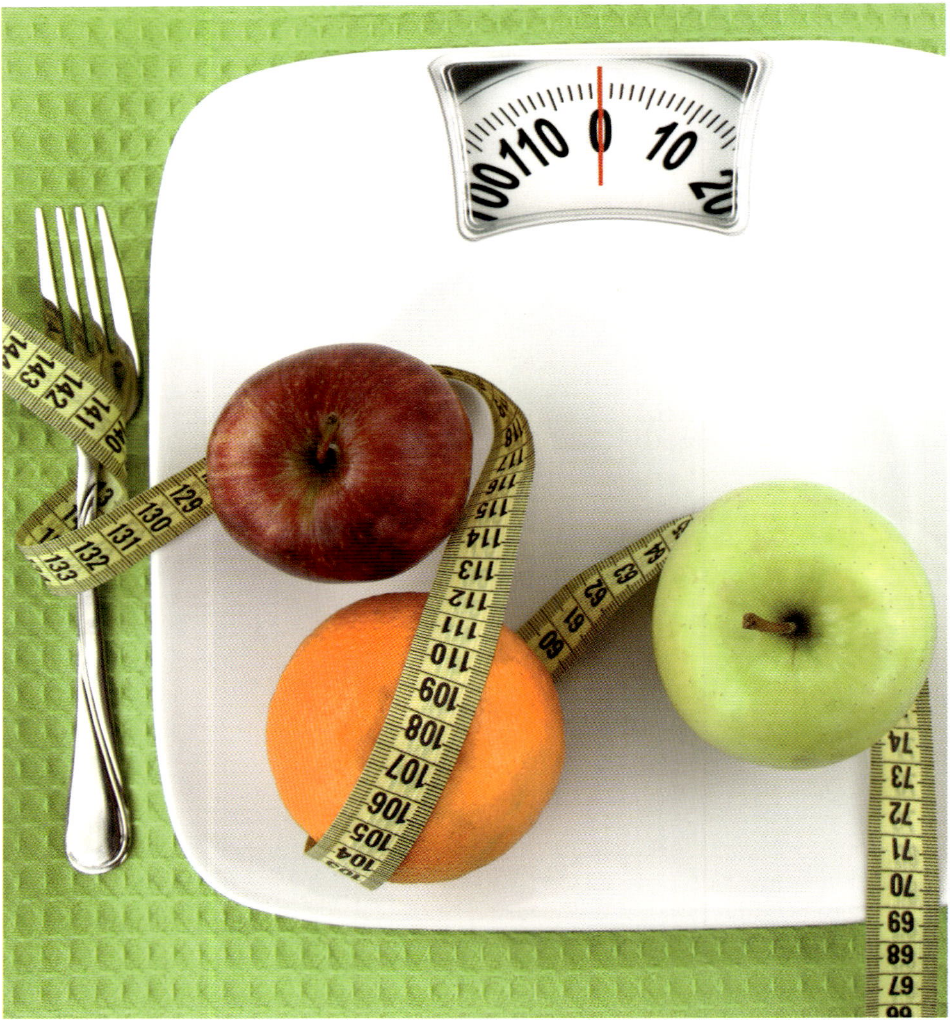

può più facilmente controllare il proprio peso e migliorare la propria situazione.

Il mantenimento del peso corporeo ottimale è una condizione molto importante per godere di buona salute e dipende dal rapporto tra calorie ingerite e calorie consumate con l’attività.

Non è semplice definirlo correttamente, ma è possibile identificare il peso forma ottimale come quella condizione fisica che permette a ciascuno il mantenimento della pienezza vitale e del benessere psicofisico. Questa definizione, però, è legata a sensazione soggettive: ci sono,

DISTURBI ALIMENTARI

I disordini alimentari e una percezione distorta del proprio corpo sono problemi seri e molto diffusi nella moderna società occidentale. Riguardano soprattutto gli adolescenti e le donne, ma non risparmiano anche una certa percentuale di uomini.
Molto spesso sono determinati da disturbi psicologici e affettivi e dai tentativi, soprattutto in età giovanile, di raggiungere standard poco realistici per quanto riguarda il peso corporeo e le proporzioni fisiche.
L'**anoressia nervosa** è caratterizzata da mancanza di appetito dovuta a forte paura dell'obesità e a seri disturbi psicologici. Chi ne soffre si autoimpone di non mangiare per raggiungere il dimagrimento, arrivando a perdere anche il 25% del proprio peso, con gravissime deficienze nutrizionali.
La **bulimia**, invece, è caratterizzata da una fame compulsiva, con ingestione di grandi quantità di cibo seguite da vomito indotto, uso di lassativi e diuretici per tenere sotto controllo il peso. Contrariamente a chi soffre di anoressia, il malato di bulimia mantiene un peso corporeo complessivamente normale e per molti anni può non mostrare sintomi fisici evidenti della sua patologia.
Ossessionati dal cibo e dalla magrezza, anoressici e bulimici soffrono di disordini alimentari le cui complicazioni possono diventare talmente gravi da presentare malnutrizione, affaticamento, squilibri elettrolitici, disidratazione, battito cardiaco irregolare e alterate condizioni emozionali e psicologiche.

infatti, persone che affermano di sentirsi bene con se stesse e con il proprio corpo nonostante evidenti condizione di sovrappeso o di sottopeso. Inoltre il peso corporeo ottimale deve essere determinato tenendo conto di particolari indicatori (quali età, sesso e altezza) e considerando che anche piccole variazioni (in eccesso) possono comportare rilevanti cambiamenti nel lungo periodo.
Esistono scale standard per determinare il peso ideale di una persona, ma si tratta sempre di una semplificazione. È bene che questa operazione venga fatta da persone competenti e in grado di valutare al di là delle semplici tabelle di riferimento. Una persona semplicemente robusta con un'alta densità muscolare o ossea potrebbe essere classificata sovrappeso, mentre una persona sedentaria, di peso normale, potrebbe correre dei seri rischi se una grande percentuale del suo peso fosse composta da grasso. Il mantenimento del peso forma è infatti particolarmente importante non solo dal punto di vista estetico: l'obesità predispone a diverse malattie (ipertensione, diabete, disturbi cardiaci), ma anche un'eccessiva magrezza, soprattutto in età giovanile, può causare problemi di salute.

ALCUNE DEFINIZIONI

Sovrappeso: condizione che indica il superamento del proprio peso forma in rapporto all'altezza e alla taglia.

Obesità: condizione patologica caratterizzata da un eccessivo e generalizzato accumulo di grasso, che aumenta il rischio di patologie cardiache, cancro e diabete.

Sottopeso: condizione nella quale la mancanza di grasso o di tessuto muscolare mette l'individuo in condizioni di salute rischiose o di svantaggio anche nella vita di tutti i giorni.

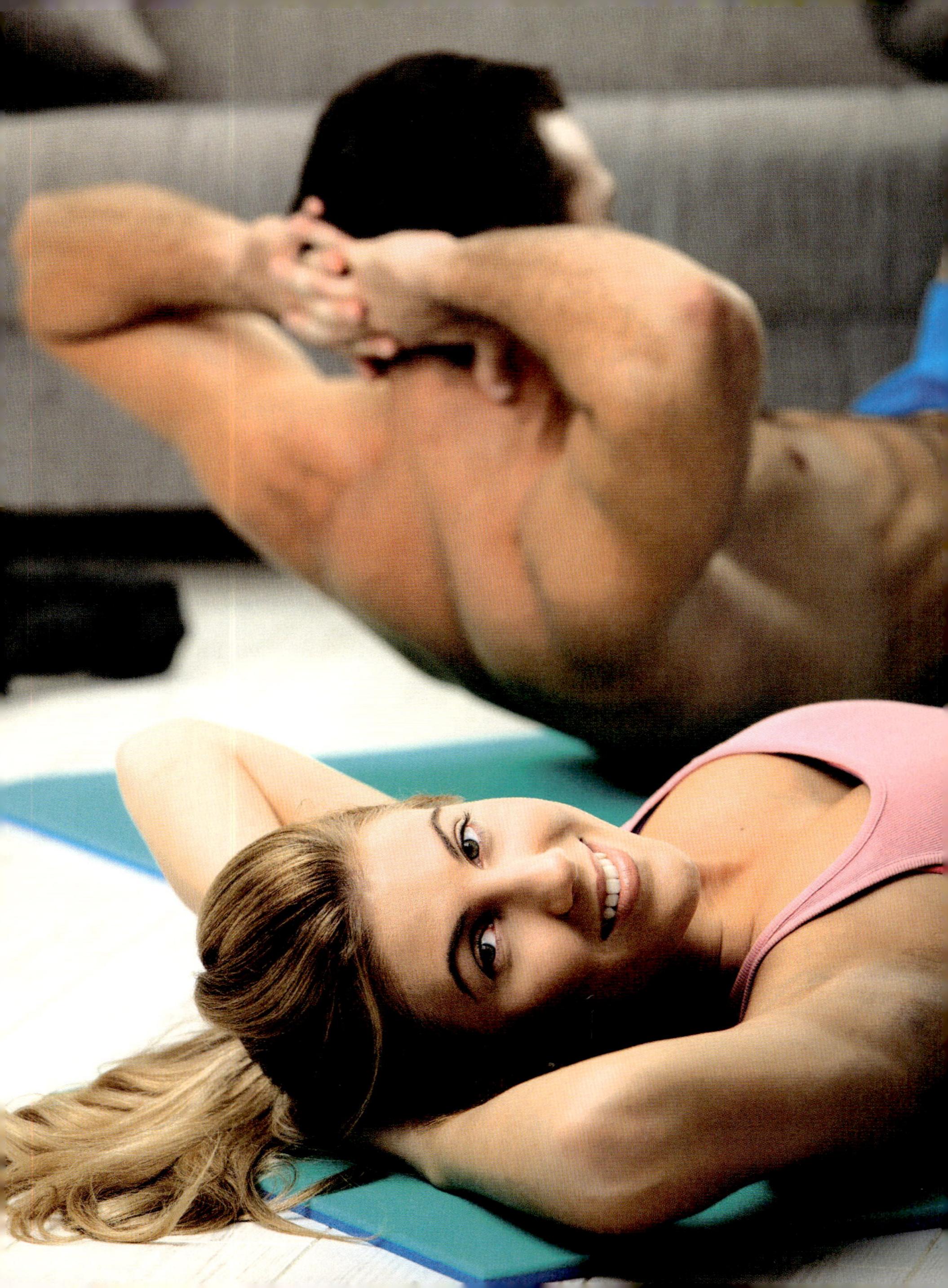

L'ALLENAMENTO

Un allenamento istintivo e casuale dà, solo inizialmente, qualche risultato apprezzabile.
Con il trascorrere del tempo, invece, ci si rende conto che risultati evidenti e duraturi possono essere raggiunti solo con un allenamento organizzato razionalmente.
L'allenamento deve essere:
- programmato;
- organizzato;
- applicato.

Per la programmazione è necessario porsi un obiettivo finale, strettamente individuale, che può consistere nel raggiungere benessere ed efficienza, oppure ottenere un ottimo sviluppo muscolare o, ancora, essere volto alla preparazione di un'attività agonistica.
Vanno quindi individuati stile di vita, esercizi, tecniche e integratori e organizzate tappe intermedie (microcicli) con periodi di recupero.
Sarà necessario anche predisporre una verifica per correggere gli eventuali errori. È estremamente importante anche la periodizzazione dell'allenamento, che ci consente di raggiungere gradualmente il nostro obiettivo finale e di dare al corpo il tempo necessario di recupero.

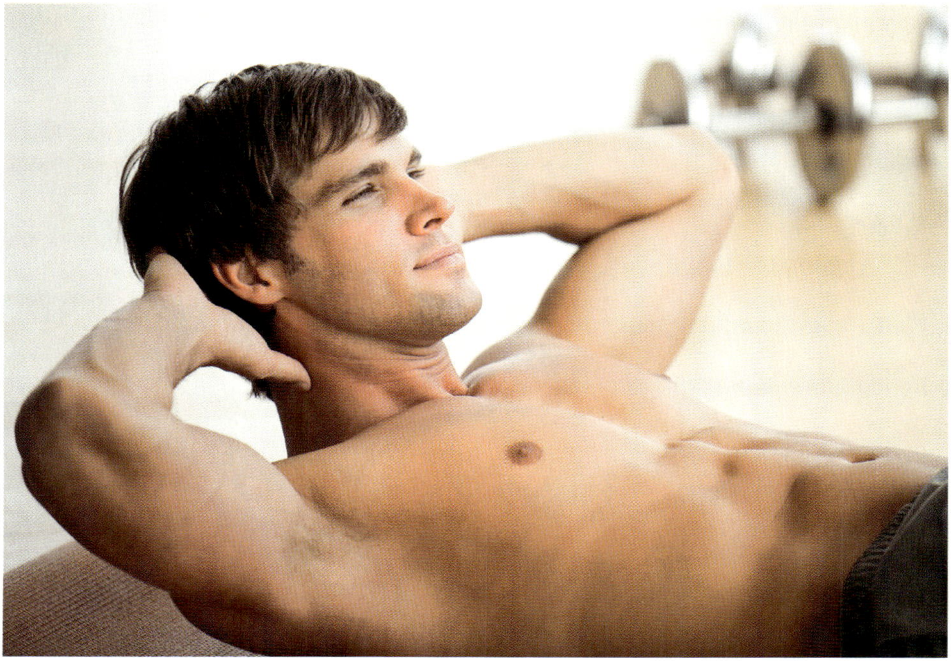

Poiché uno stato ottimale di forma fisica non può essere mantenuto a lungo, è necessario stabilire la giusta alternanza tra periodi di carico di lavoro e periodi di riposo per evitare un pericoloso sovraffaticamento.

Allenamenti eccessivi e mal distribuiti nel tempo possono portare a:

- stress;
- esaurimento neuro-muscolare;
- mancanza di interesse per l'attività fisica;
- raffreddori (per abbassamento delle difese immunitarie);
- crampi;
- contratture;
- stiramenti e strappi;
- rotture e lacerazioni.

Un allenamento eccessivo (o sovrallenamento) si verifica quando continuiamo a inviare sollecitazioni e input ai nostri muscoli, nonostante questi non siano più in grado di mettere a frutto positivamente gli stimoli che ricevono.

È come se continuassimo a versare acqua in un bicchiere già colmo: finirebbe inevitabilmente per traboccare senza poter essere utilizzata o conservata.

Il sovrallenamento determina anche l'insorgere dello stress – sia nervoso, sia muscolare – che spesso si manifesta con mal di testa, cervicalgie, insonnia, affaticamento e necessità di periodi molto lunghi per il recupero.

Il sovraffaticamento provoca una caduta delle difese immunitarie, rendendoci più deboli e quindi aumentando la possibilità di contrarre virus come quello influenzale.

A questo stato di stress psicofisico possono essere ricondotti anche altri disturbi come: i dolori muscolari, per tensione o contrazione delle fibre, aggravati anche dalla carenza di sali minerali o da disturbi circolatori; le contratture dovute a sforzo fisico inadeguato; gli stiramenti per eccessivo allungamento delle fibre muscolari; gli strappi e le lacerazioni per scarsa elasticità dei tessuti.

Le strategie

Per raggiungere il nostro obiettivo è necessario programmare un allenamento a lungo termine (macrociclo) e un allenamento settimanale (microciclo), stabilire periodi di lavoro e periodi di riposo, prendere in considerazione tecniche diverse con pesi o macchine.

Le sedute di allenamento vanno precedute da un riscaldamento di 10 minuti di cyclette o di corsa a piedi. Chi ha particolari problemi di schiena può optare per una camminata. Terminata la fase di riscaldamento, si procederà con qualche esercizio di stretching generale prima di passare all'allenamento vero e proprio.

LUOGHI COMUNI DA SFATARE

- **Avere un buon tono addominale significa necessariamente possedere una muscolatura evidente**: falso, dipende dalla costituzione di ogni persona.

- **Gli esercizi addominali hanno effetti dimagranti**: falso, se eseguiti da soli ciò non è affatto detto.

- **È possibile ottenere risultati molto visibili senza dieta**: falso, bisogna unire l'allenamento a un regime dietetico controllato.

- **L'attività aerobica non è fondamentale per il raggiungimento di una condizione di efficienza fisica**: falso, occorre considerare almeno 20-40 minuti di attività aerobica in ogni seduta.

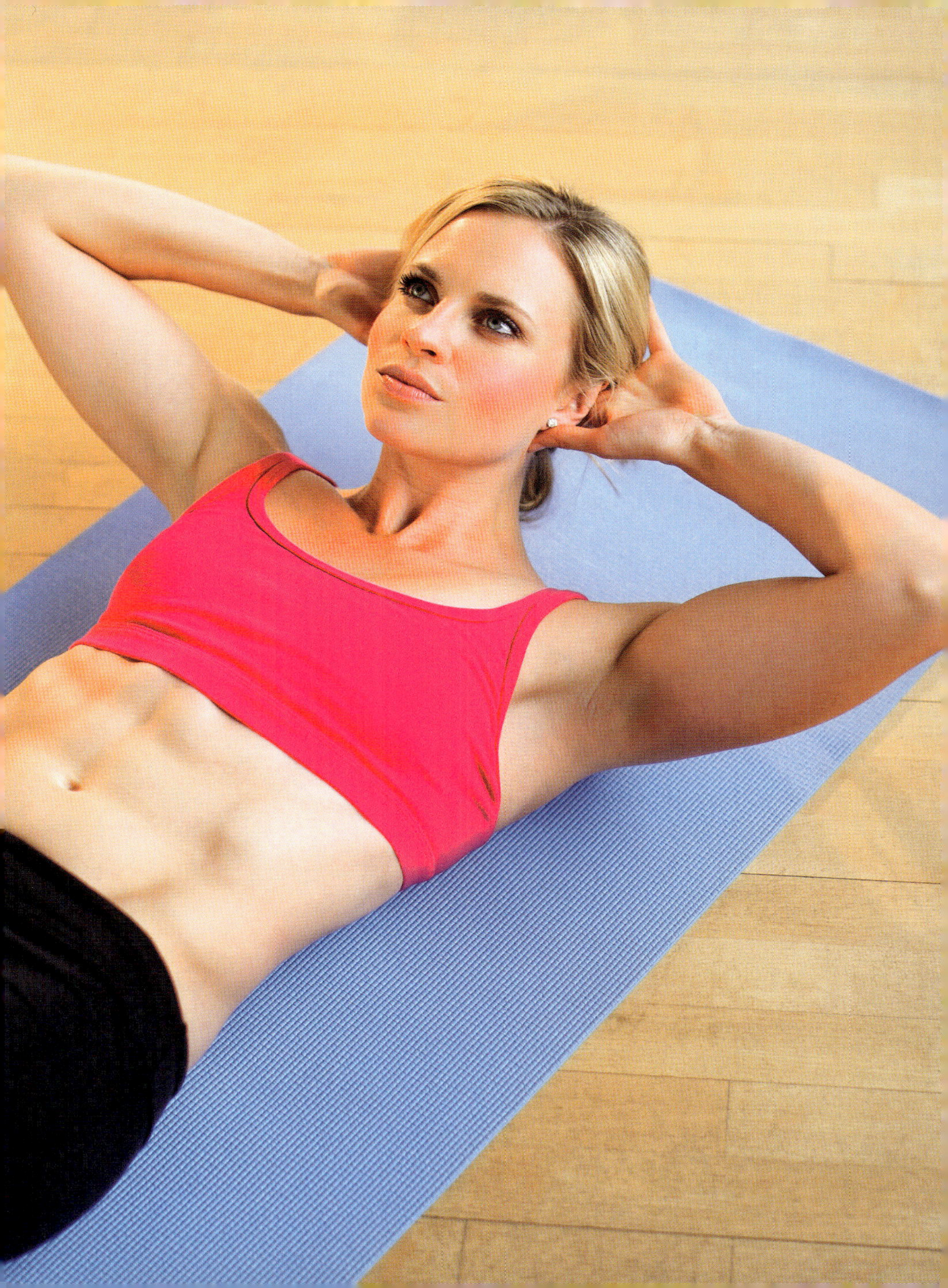

PESI LIBERI	
VANTAGGI	**SVANTAGGI**
richiedono maggior coordinazione neuro-muscolare	limitano la tensione muscolare e una parte dell'arco di movimento
impegnano molto di più i muscoli e il sistema nervoso centrale	richiedono più tempo per assimilare la tecnica di esecuzione
consentono movimenti più individualizzati e quindi più fisiologici	non consentono di isolare piccoli dettagli muscolari
educano la propriocezione, cioè la percezione del proprio corpo	
sono indispensabili per acquisire potenza	
personalizzano la "sfida" e aumentano il coinvolgimento emotivo	

MACCHINE	
VANTAGGI	**SVANTAGGI**
consentono anche ai principianti di eseguire gli esercizi per gli addominali	non richiedono particolare coordinazione neuro-muscolare
consentono anche all'inesperto un maggior isolamento del muscolo	le traiettorie sono obbligate e quindi non fisiologiche
consentono anche a chi ha problemi nella zona lombare o cervicale di eseguire alcuni esercizi	non migliorano la potenza
la tecnica di esecuzione è assimilata più velocemente	non sono molto diffuse
consentono di aumentare la varietà degli stimoli	sono poco varie
consentono di allenare dettagli difficilmente raggiungibili con i pesi e di svolgere un ottimo lavoro di rifinitura	

In una seduta di allenamento gli esercizi dedicati agli addominali dovrebbero occupare non meno di un terzo e non più della metà del tempo. Va anche ricordato che le fibre del retto addominale sono essenzialmente rapide e vanno allenate con non più di 10-15 ripetizioni esplosive. Viceversa, obliqui e trasverso, costituiti da fibre lente, richiedono più esercizi lenti, con allenamenti più frequenti. Per raggiungere uno stato di forma ottimale saranno necessarie indicativamente 6 settimane per coloro che non hanno mai praticato questa forma di allenamento e 4 settimane per chi è già in parte allenato.
Al termine di questo periodo è necessario considerare una strategia di mantenimento che può variare dalle 2 alle 4 sedute di allenamento a seconda della forma raggiunta.

Macchine o pesi liberi?

Per sviluppare gli addominali si possono eseguire esercizi utilizzando apposite macchine, oppure ricorrere ai pesi liberi. Entrambe le soluzioni presentano aspetti positivi e aspetti negativi che analizzeremo insieme.
Confrontando le tabelle in alto, ogni persona può più facilmente decidere se utilizzare o meno le macchine, adattando gli esercizi al proprio fisico e alla propria condizione. In assenza di particolari problemi specifici ritengo, comunque, che sia meglio servirsi il più possibile dei pesi liberi, il cui utilizzo sviluppa una maggiore concentrazione e un migliore equilibrio e consente di eseguire esercizi che si ricollegano molto più facilmente ai movimenti della vita di tutti i giorni.

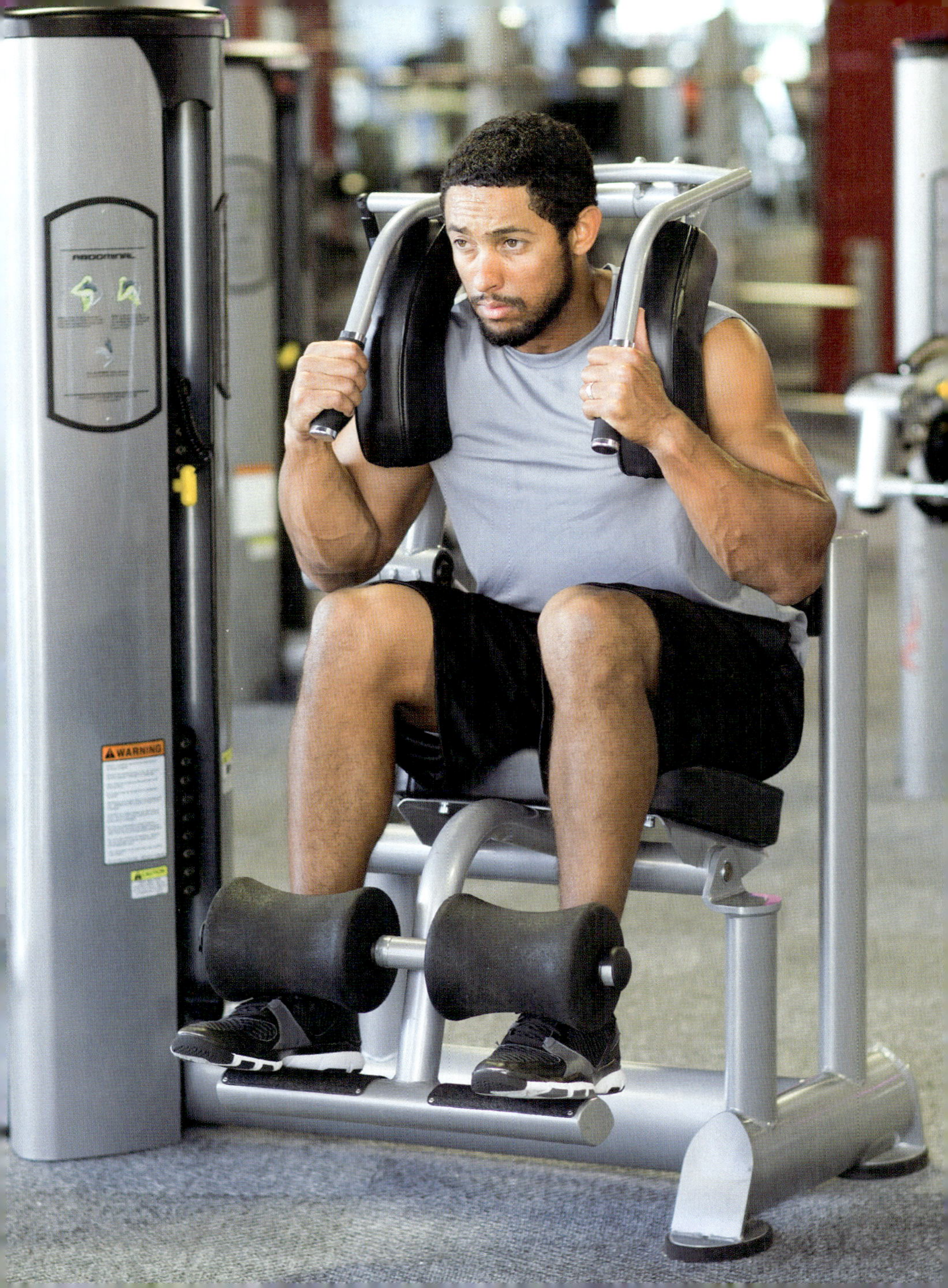
WARNING

TABELLA SETTIMANALE PER I NON ALLENATI

1° giorno

- riscaldamento generale (corsa o camminata) 12 minuti
- esercizi di tonificazione generale (braccia e gambe)
- training aerobico (corsa o bici o nuoto) 15 minuti
- addominali:
  - – crunch toccando le ginocchia
  - – sollevamento del busto da supino (sit up)
  - – sedersi lateralmente a destra e a sinistra

2° giorno

- riscaldamento generale
- esercizi di tonificazione generale
- addominali
  - – crunch alla parete con gambe tese
  - – crunch a gambe sollevate
- allenamento aerobico (corsa 8 minuti e camminata 12 minuti)

3° giorno

- riposo

4° giorno

- riscaldamento generale (corsa o camminata) 15 minuti
- esercizi di tonificazione (braccia e gambe)
- training aerobico (corsa o bici o nuoto) 25 minuti
- addominali
  - – crunch con i manubri
  - – crunch in isometria
  - – rotazione laterale di spalle e braccia da supino

5° giorno

- riscaldamento generale
- esercizi di tonificazione generale
- addominali
  - – crunch con braccia tese
  - – sedersi lateralmente a destra e a sinistra
- stretching generale

6° giorno

- riposo

7° giorno

- riscaldamento generale
- allenamento aerobico (8 minuti corsa lenta, 8 minuti corsa sostenuta, 8 minuti camminata e, se possibile, 30 minuti di bicicletta a ritmo blando)
- addominali
  - – step&tube crunch
  - – sollevamento del busto fino a toccare le punte dei piedi
  - – rotazione laterale di spalle e braccia da supino

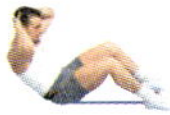

TABELLA SETTIMANALE PER GLI ALLENATI

1° giorno

- riscaldamento generale (corsa o camminata) 10 minuti
- esercizi di tonificazione generale (braccia e gambe)
- training aerobico (corsa o bici o nuoto) 30 minuti
- addominali
  - crunch toccando le ginocchia
  - crunch alla parete con gambe tese
  - reverse crunch con gambe appoggiate alla parete

2° giorno

- riscaldamento generale
- esercizi di tonificazione generale
- addominali
  - sollevamento del busto ai cavi bassi con la corda
  - mezzaluna
- stretching generale

3° giorno

- riscaldamento generale (corsa o camminata) 15 minuti
- esercizi di tonificazione (braccia e gambe)
- training aerobico (corsa o bici o nuoto) 40 minuti
- addominali
  - step&tube crunch
  - obliqui in decubito laterale
  - sollevamento di una gamba con l'altra flessa sul petto

4° giorno

- esercizi di tonificazione generale
- addominali
  - crunch con braccia tese
  - sit up con rotazione
- stretching generale

5° giorno

- esercizi di tonificazione generale (braccia e gambe)
- training aerobico (tennis o basket o nuoto) 35 minuti
- addominali
  - crunch toccando le ginocchia
  - crunch a gambe sollevate appoggiate alla parete
  - reverse crunch con gambe appoggiate alla parete

6° giorno

- riposo

7° giorno

- riscaldamento generale
- allenamento aerobico (10 minuti corsa lenta, 15 minuti corsa sostenuta, 10 minuti camminata e, se possibile, 30 minuti di nuoto)
- addominali
  - step&tube crunch
  - obliqui in decubito laterale
  - sollevamento di una gamba con l'altra flessa sul petto

ESERCIZI

Abbiamo suddiviso gli esercizi secondo una classificazione molto comune in addominali alti, addominali obliqui e addominali bassi, in considerazione della zona che è sottoposta a maggior lavoro, anche se, come già ricordato, l'addominale principale è quello retto e spesso i muscoli addominali lavorano in sinergia. Per ogni esercizio abbiamo indicato a chi è adatto (principianti, sedentari, atleti ecc.) e abbiamo riportato il numero delle serie e delle ripetizioni consigliate. Questa informazione ha valore puramente indicativo ed è naturalmente da rapportare alla condizione della singola persona: in certi casi rappresenta un obiettivo a cui bisognerebbe tendere e arrivare gradualmente, in ragione del fatto che gli esercizi perdono il loro valore allenante se non vengono ripetuti e intervallati con pause limitate. Ricordiamo che nel corso degli esercizi è consigliabile espirare nel momento dello sforzo e inspirare durante la fase di rilascio.

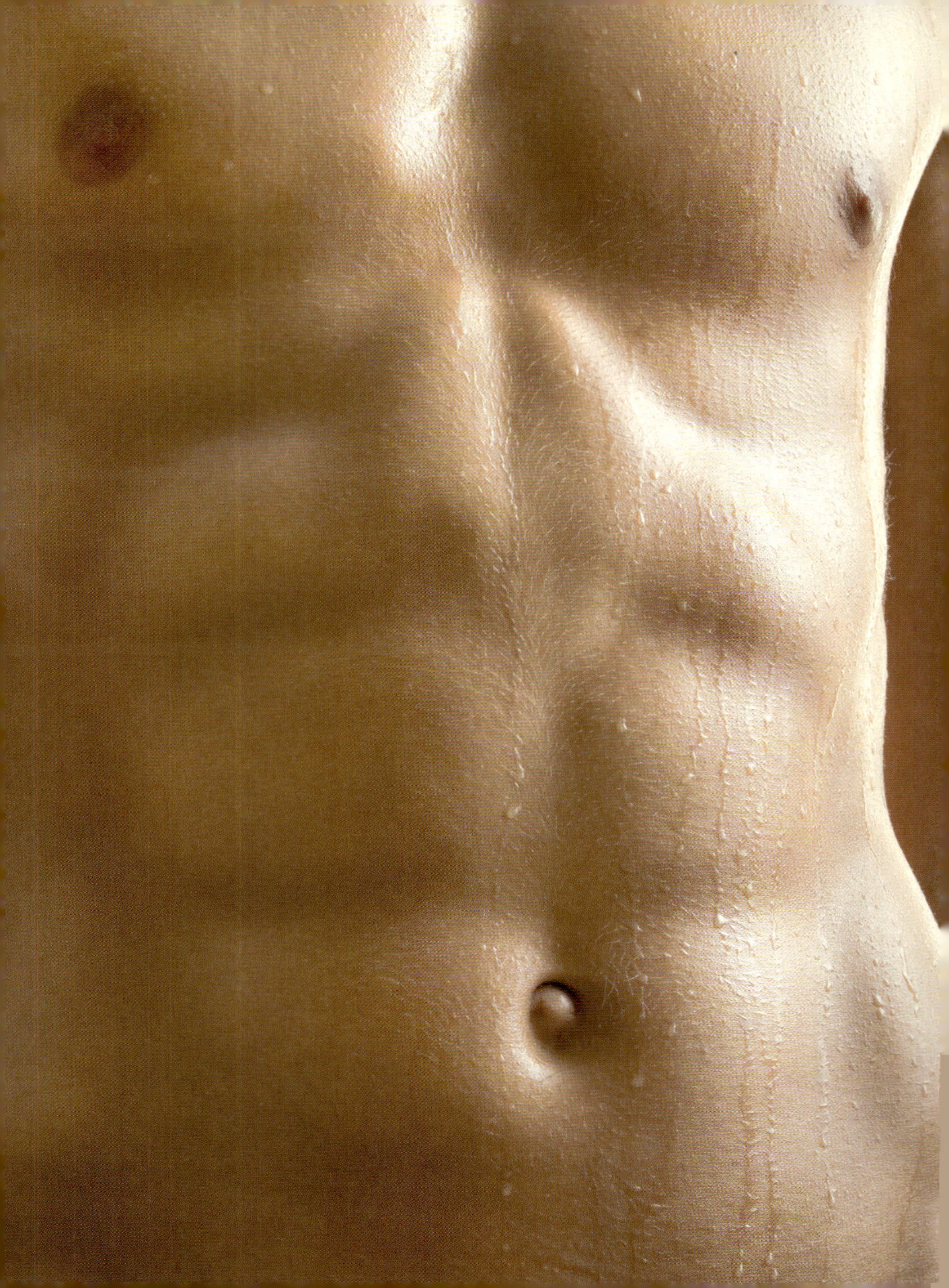

VALUTARE GLI ADDOMINALI

Per scegliere l'allenamento più adatto è necessario conoscere la condizione di forma dei propri addominali. Il test di seguito riportato serve proprio a questo e vi aiuterà anche a concentrare gli sforzi sui muscoli che necessitano di maggiori esercizi.

TEST A

Supini, con la schiena in appoggio, gambe piegate, piedi appoggiati al suolo e braccia distese lungo i fianchi.

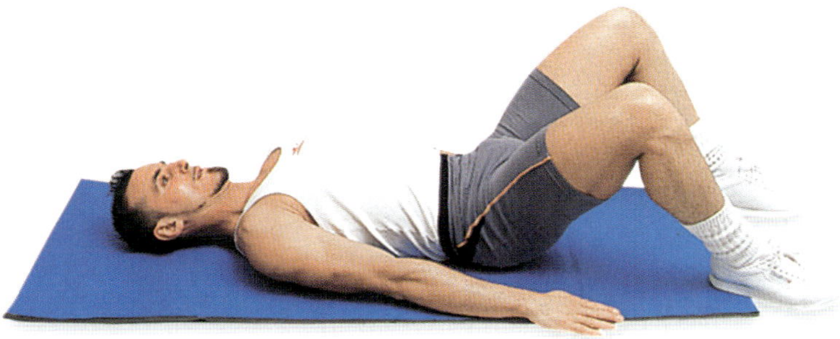

Espirando dalla bocca, se non riuscite a sollevare le scapole di più di 5 cm e non mantenete la posizione per più di 10 secondi, i vostri addominali non vanno per niente bene.

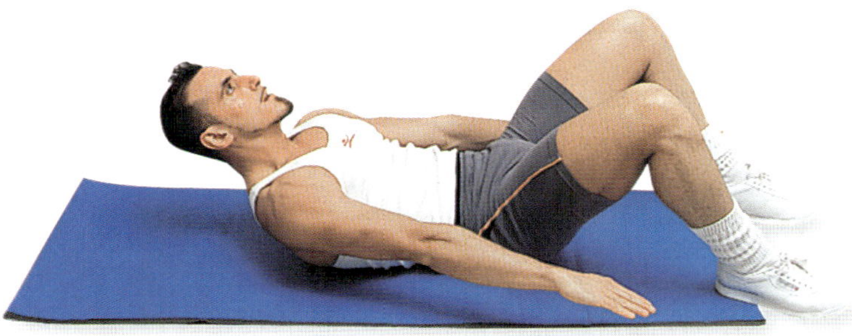

- Voto: appena sufficiente

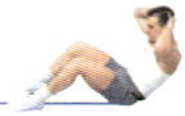

TEST B

Supini, con la schiena in appoggio, gambe piegate, piedi appoggiati al suolo e braccia distese lungo i fianchi.

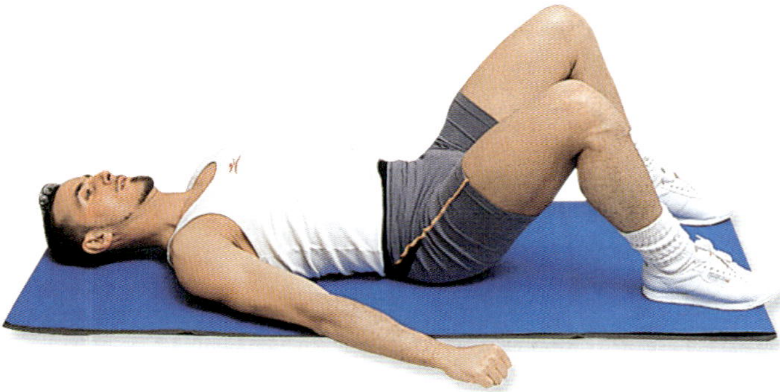

Ripetendo l'esercizio precedente, se espirando dalla bocca riuscite a sollevare le scapole di più di 10 cm e mantenete la posizione per più di 10 secondi, va già molto meglio.

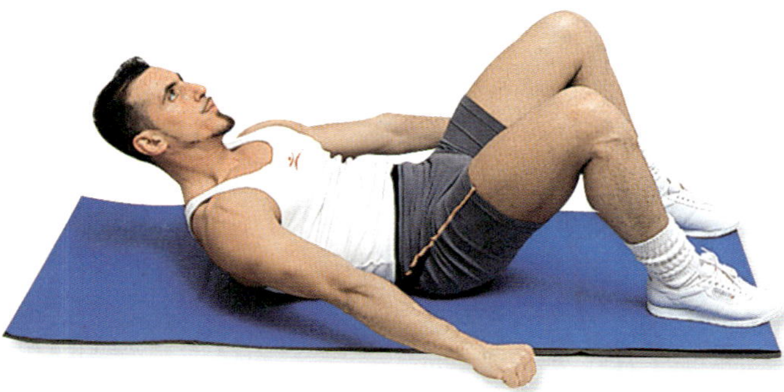

- Voto: abbastanza buono

TEST C

Supini, con la schiena in appoggio, gambe piegate, piedi appoggiati al suolo e braccia piegate che sostengono due manubri da 2 kg sul petto.

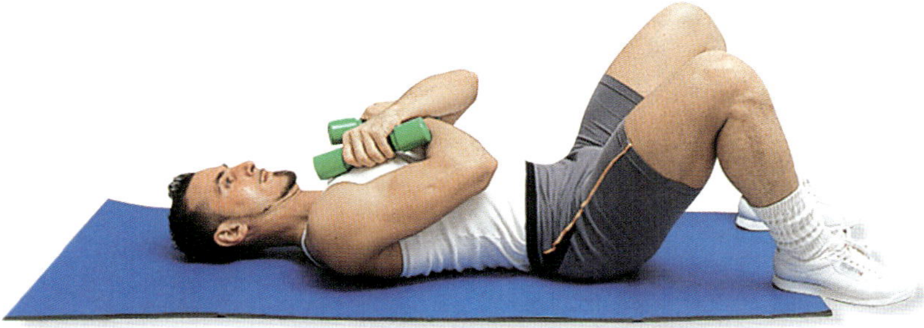

Espirando dalla bocca, se riuscite a sollevare le scapole di più di 5 cm e mantenete la posizione per più di 10 secondi, i vostri addominali sono in discreta forma.

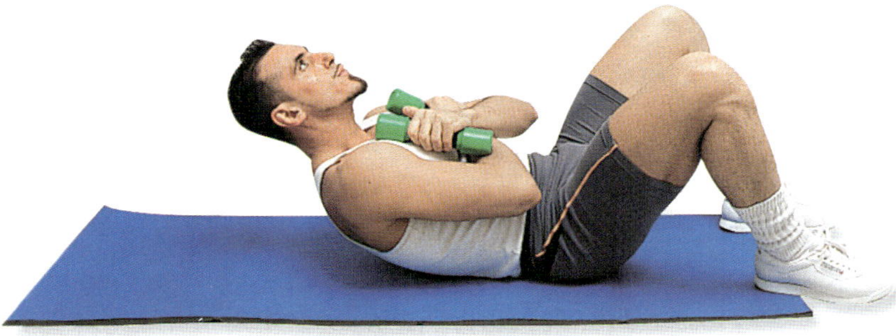

- Voto: buono

TEST D

Supini, con la schiena in appoggio, gambe piegate, piedi appoggiati al suolo e braccia distese dietro la testa.

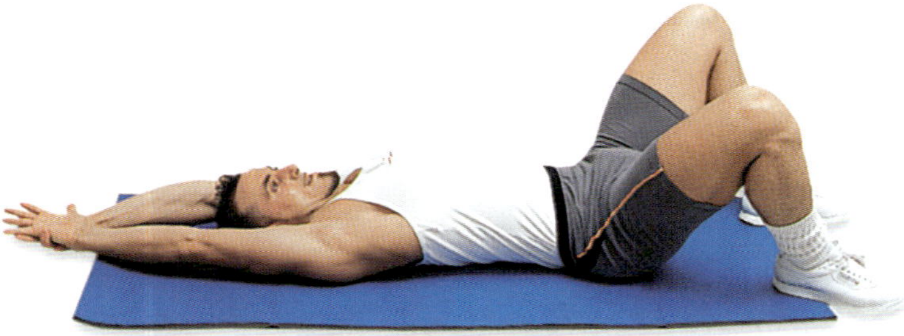

Se espirando dalla bocca riuscite a sollevare le scapole di più di 10 cm e mantenete la posizione per più di 10 secondi, gli addominali sono in ottima forma.

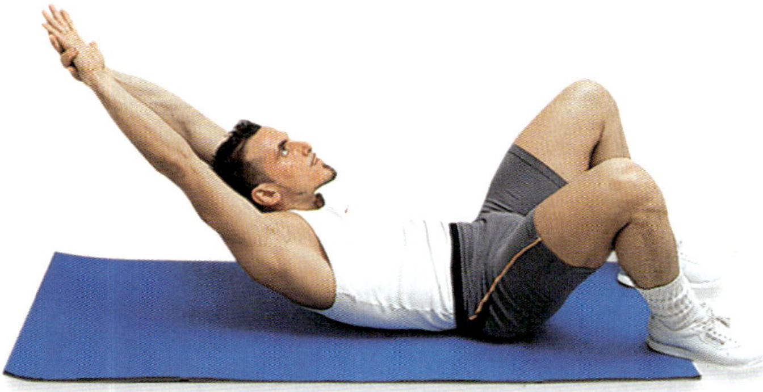

- Voto: ottimo

ADDOMINALI ALTI

Normalmente si identifica l'addominale alto quando si pratica una flessione del busto verso gli arti inferiori. L'esercizio base è il crunch che coinvolge particolarmente la sezione superiore degli addominali con effetto di stretching alla colonna vertebrale, effettuato da una posizione iniziale in cui il tronco si presenta a 90° rispetto alle gambe.

RETROVERSIONE DA SUPINO

- 3 serie da 15 ripetizioni
- pausa 30 secondi

Supini, con la schiena in appoggio, gambe piegate, piedi appoggiati al suolo braccia distese lungo i fianchi e con i palmi delle mani rivolte verso l'alto.

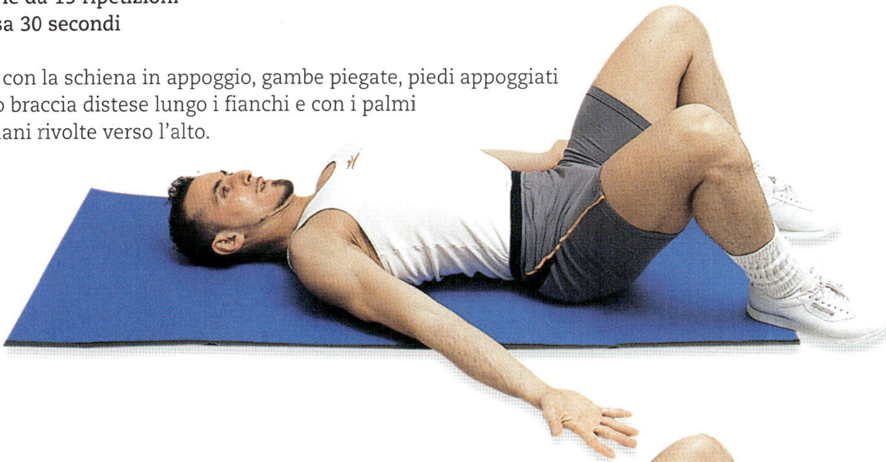

Espirando dalla bocca, retraete l'addome e spingete il più possibile la schiena contro il tappetino per almeno 6 secondi tenendo il capo appoggiato e rilassato.

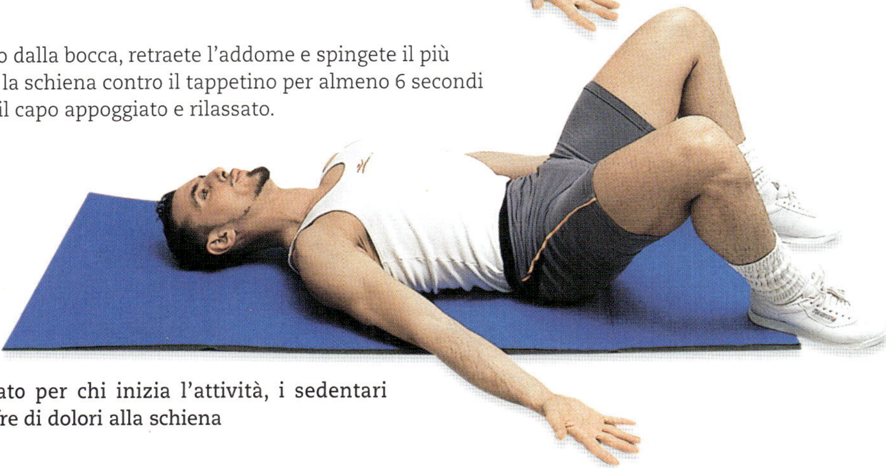

- Indicato per chi inizia l'attività, i sedentari e chi soffre di dolori alla schiena

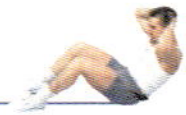

CRUNCH CON MANI AL PETTO

- 3 serie da 15 ripetizioni
- pausa 30 secondi

Supini, con la schiena in appoggio, gambe piegate, piedi appoggiati al suolo, mani incrociate e appoggiate sul petto.

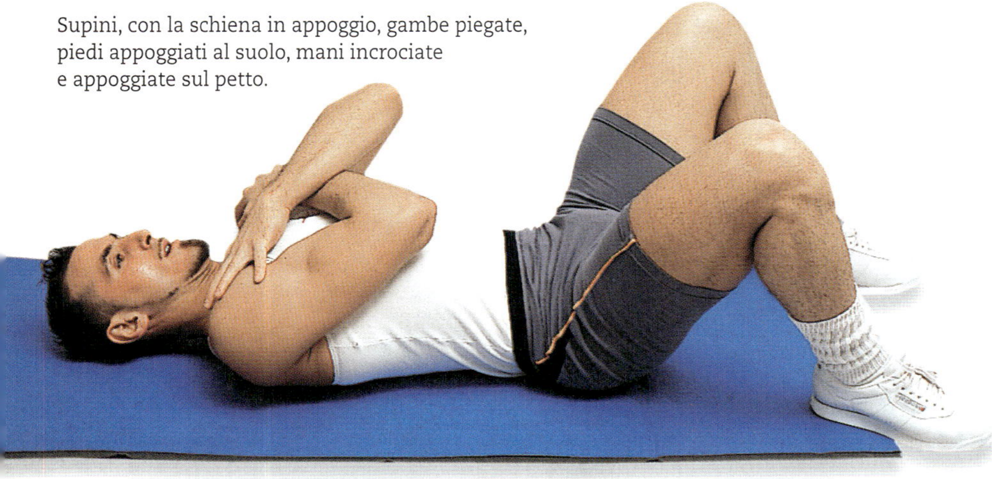

Espirando dalla bocca, sollevate le spalle fino a che le scapole si stacchino dal tappetino di circa 5-10 cm, cercando sempre di fissare un punto in alto per non flettere il capo in avanti.

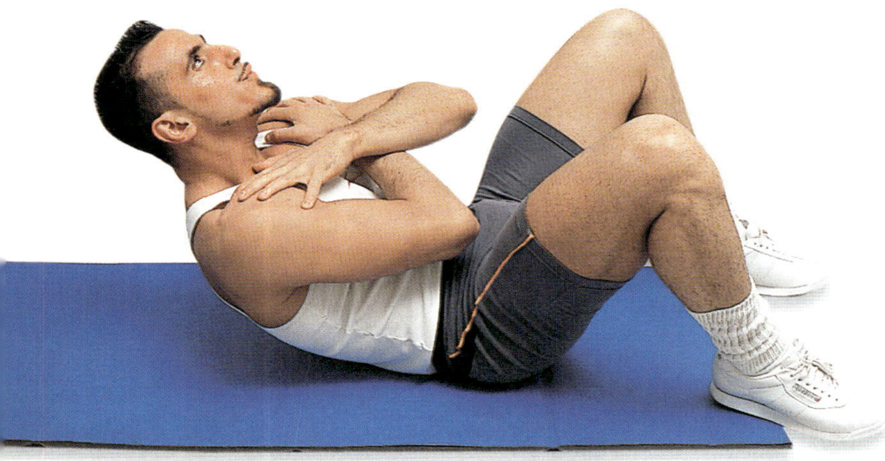

- Indicato per i sedentari e per chi soffre di dolori alla schiena

CRUNCH CON MANI DIETRO LA NUCA

- 3 serie da 15 ripetizioni
- pausa 40 secondi

Supini, con la schiena in appoggio, gambe piegate, piedi appoggiati al suolo, mani dietro la nuca.

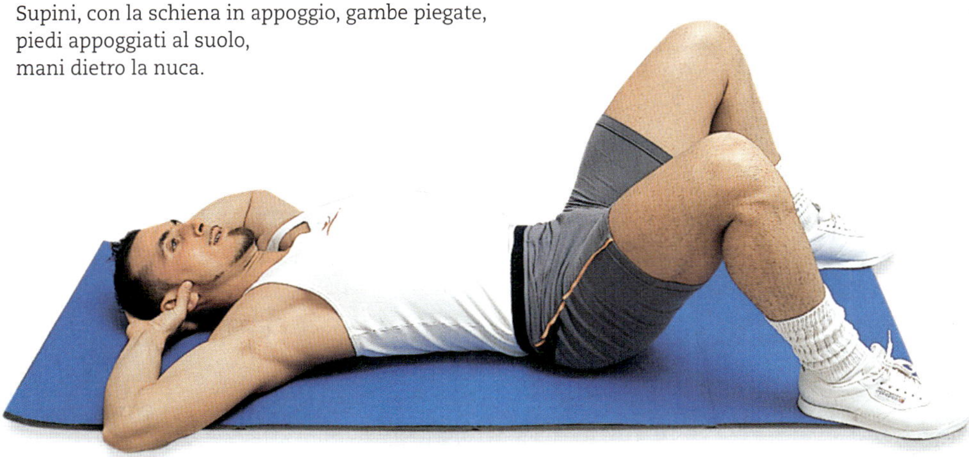

Espirando dalla bocca sollevate le spalle fino a che si stacchino le scapole dal tappetino di circa 5-10 cm, cercando di mantenere sempre i gomiti aperti e allineati con il capo.

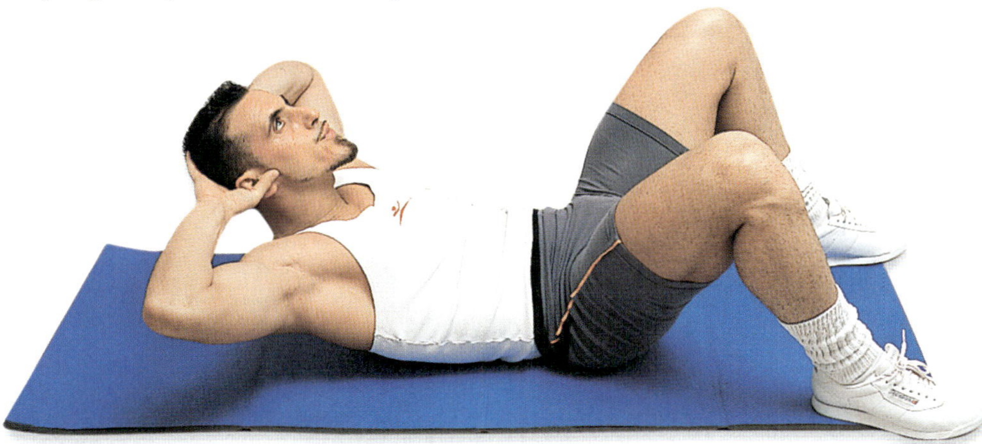

- Indicato per chi pratica fitness e per gli atleti

CRUNCH CON BRACCIA TESE

- 2-3 serie da 12-15 ripetizioni
- pausa 45 secondi

Supini, con la schiena in appoggio, gambe piegate,
piedi appoggiati al suolo,
braccia distese dietro la testa.

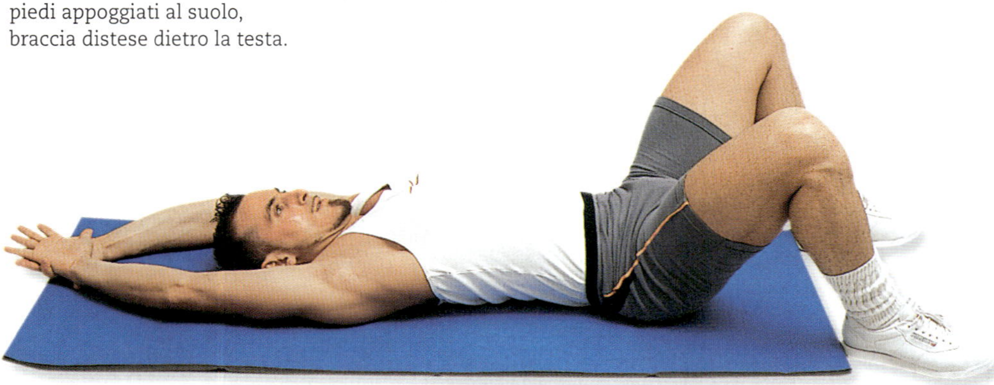

Espirando dalla bocca, sollevate le spalle fino a che le scapole
si stacchino dal tappetino di circa 5-10 cm.

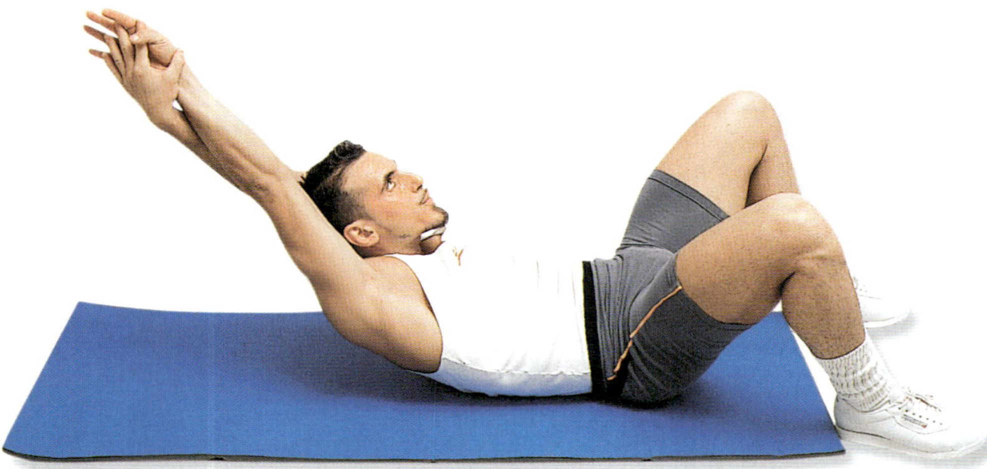

- Indicato per chi pratica fitness, atleti e professionisti

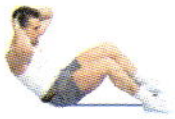

CRUNCH TOCCANDO LE GINOCCHIA

- 3 serie da 15 ripetizioni
- pausa 30 secondi

Supini, con la schiena in appoggio, gambe piegate, piedi in appoggio al suolo, braccia distese sulle cosce e mani sulle ginocchia.

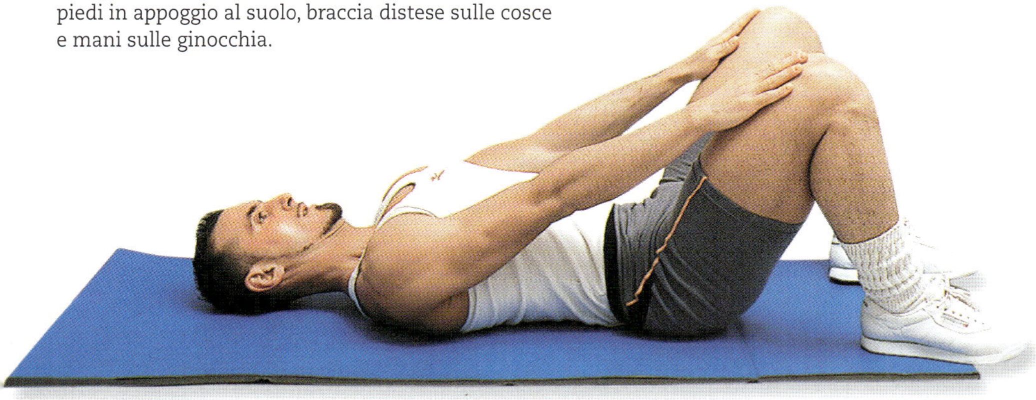

Espirando dalla bocca, sollevate il busto di circa 30° facendo scivolare le mani sulla parte anteriore del ginocchio.

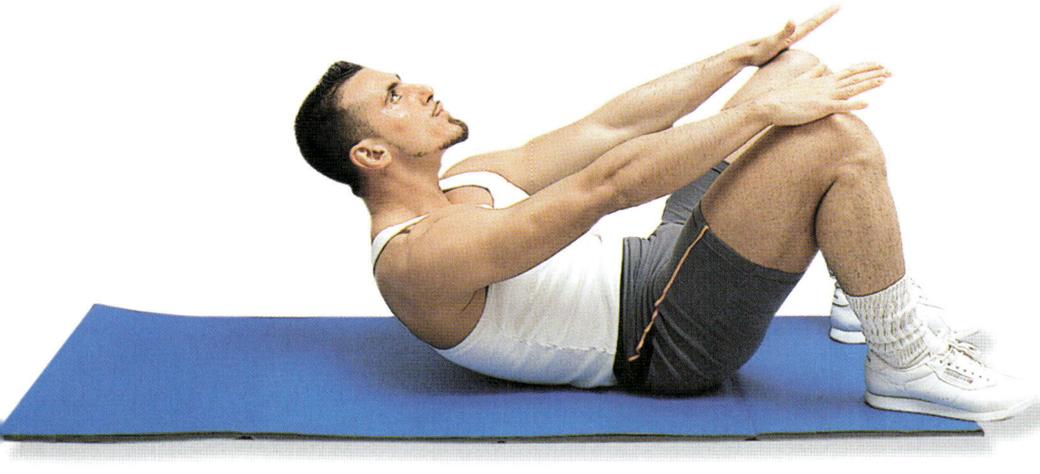

- Indicato per i sedentari, ma anche per chi pratica fitness

CRUNCH CON I MANUBRI

- 2-3 serie da 10-12 ripetizioni
- pausa 40 secondi

Supini, con la schiena in appoggio, gamba destra accavallata sulla sinistra, piede sinistro in appoggio, braccia tese verso il soffitto e due manubri di non più di 3 kg in mano o, in alternativa, un disco di 5-10 kg sul petto con le braccia incrociate al petto.

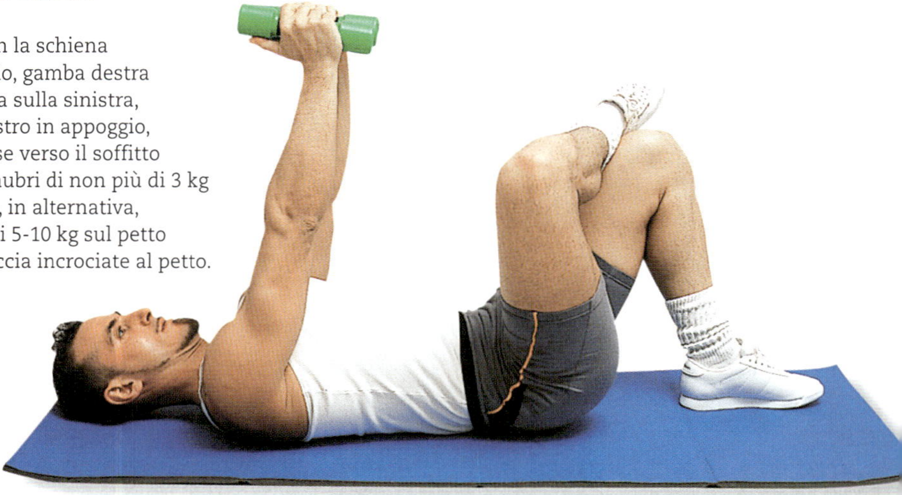

Espirando dalla bocca, sollevate le spalle fino a che le scapole si stacchino dal tappetino di circa 5-10 cm curando che le braccia rimangano sempre nella stessa posizione.

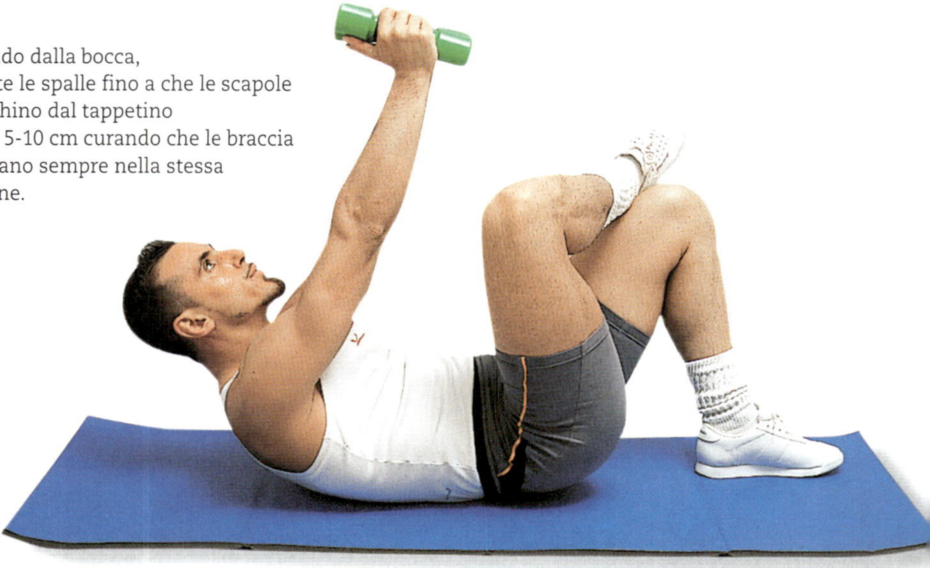

- Indicato per chi pratica fitness e per i professionisti

STEP&TUBE CRUNCH

- 2-3 serie da 12 ripetizioni
- pausa 45 secondi

Supini su uno step con la testa dalla parte più bassa e le gambe piegate con i piedi in appoggio sullo step (per contrastare la forza di gravità, rendendo l'allenamento più duro). Impugnate le estremità di un elastico con le mani e fatelo passare sotto lo step.

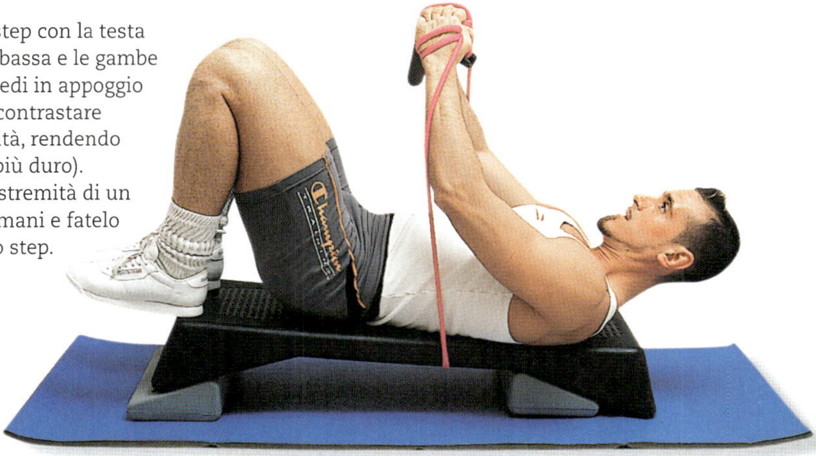

Espirando dalla bocca, unite le braccia distese davanti al petto e sollevate le spalle fino a che si stacchino le scapole di circa 5-10 cm.

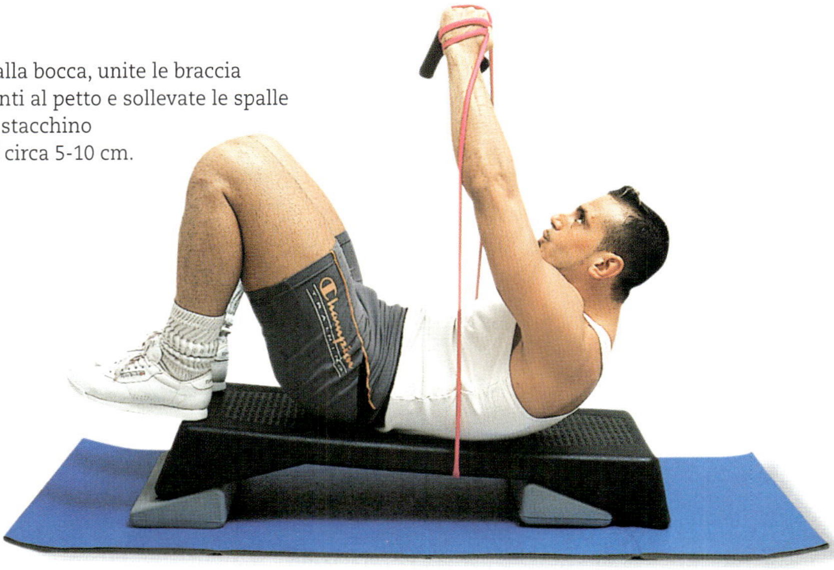

- Indicato per gli atleti e i professionisti

CRUNCH SU PANCA PIANA

- 2-3 serie da 12 ripetizioni
- pausa 30 secondi

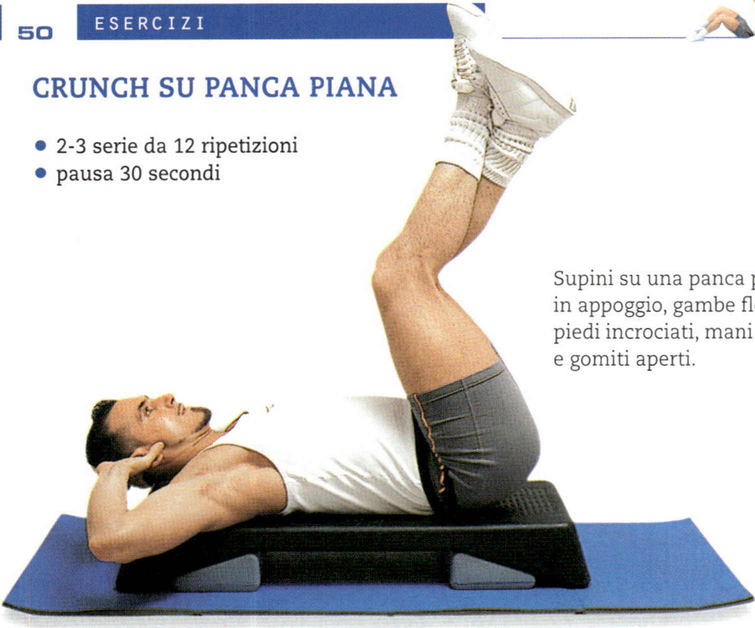

Supini su una panca piana con la schiena in appoggio, gambe flesse e sollevate, piedi incrociati, mani dietro alla testa e gomiti aperti.

Espirando dalla bocca, sollevate le spalle fino a che le scapole si stacchino dalla panca di circa 5-10 cm, facendo attenzione che i gomiti rimangano aperti e allineati con il capo.

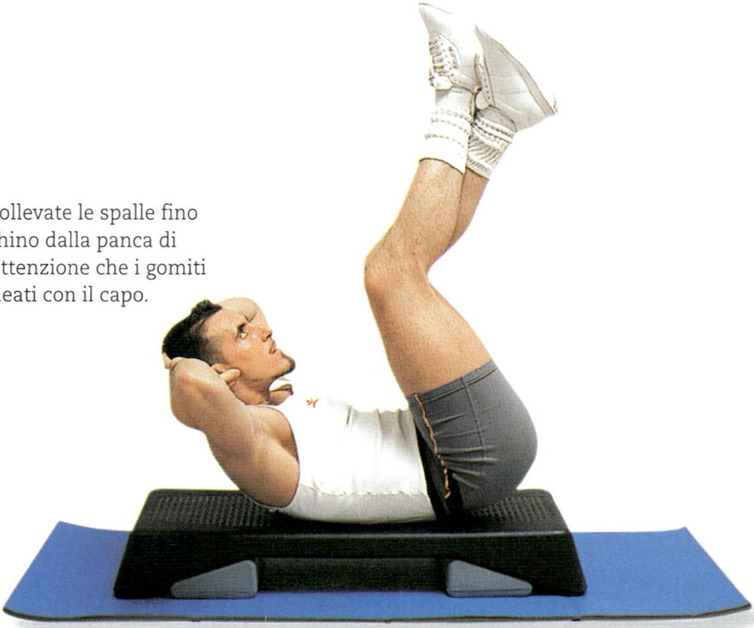

- Indicato per i sedentari e per chi pratica fitness

SOLLEVAMENTO DEL BUSTO A 90° SU PANCA DECLINATA

- 2 serie da 10 ripetizioni
- pausa 40 secondi

Per panca declinata si intende una panca non parallela al suolo. Supini, con la schiena in appoggio sulla panca, testa rivolta verso la parte più bassa, piedi ancorati negli appositi supporti, mani dietro il capo e gomiti aperti.

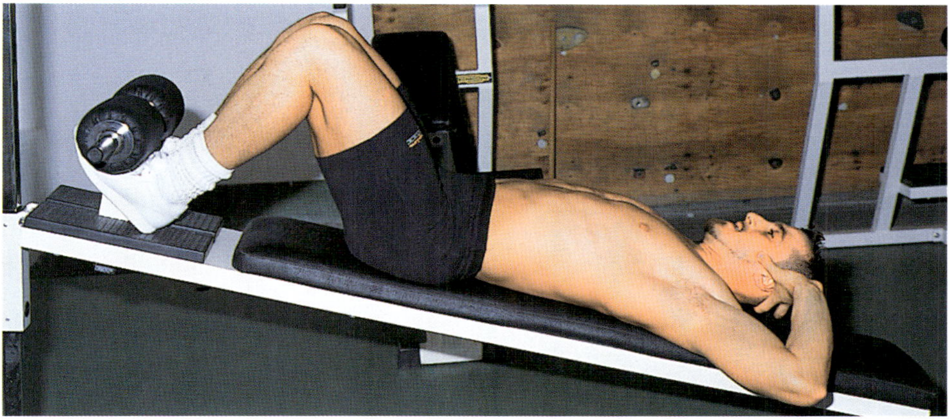

Espirando dalla bocca, sollevate il busto completamente quasi fino a raggiungere un angolo di 90° rispetto alle gambe, tenendo le mani e i gomiti nella posizione di partenza.

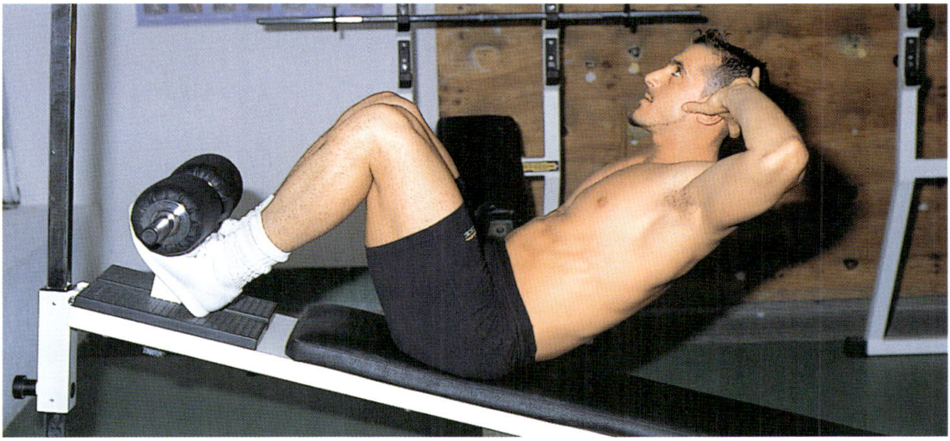

- Indicato per professionisti o per chi pratica sport particolari

CRUNCH ALLA PARETE CON GAMBE PIEGATE

- 3 serie da 15 ripetizioni
- pausa 30 secondi

Supini, con la schiena in appoggio, gambe flesse e sollevate da terra, con le piante dei piedi in appoggio a una parete formando un angolo di 90° tra bacino e coscia, tra coscia e gamba e tra gamba e piede.

Espirando dalla bocca, sollevate le spalle fino a che si stacchino le scapole dal tappetino di circa 5-10 cm, facendo attenzione che i gomiti rimangano aperti e allineati con il capo.

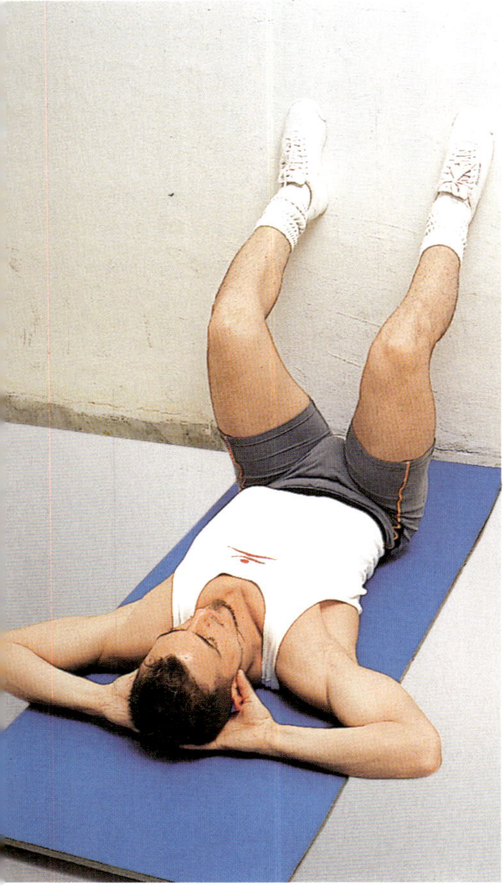

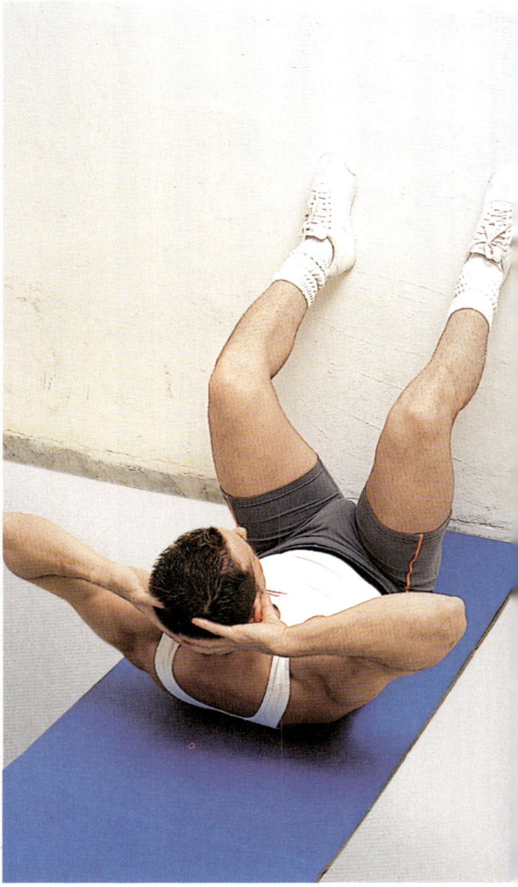

- Indicato per chi pratica fitness e per chi soffre di mal di schiena

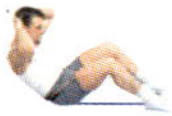

CRUNCH ALLA PARETE CON GAMBE TESE

- 2 serie da 10 ripetizioni
- pausa 50 secondi

Supini, con la schiena in appoggio, gambe distese e sollevate da terra e appoggiate alla parete che formano un angolo di 90° con il busto, mani dietro la testa e gomiti aperti.

Espirando dalla bocca, sollevate le spalle fino a che le scapole si stacchino di circa 5-10 cm dal tappetino, controllando che i gomiti rimangano aperti e allineati con il capo.

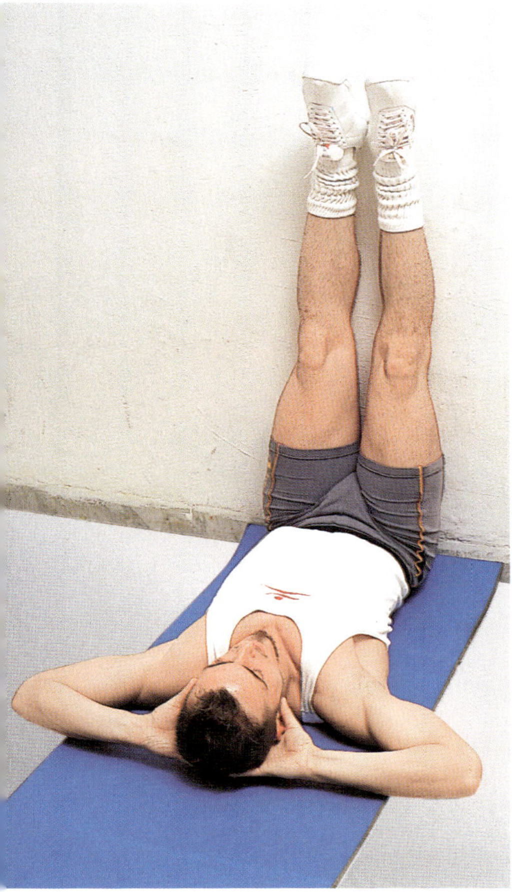

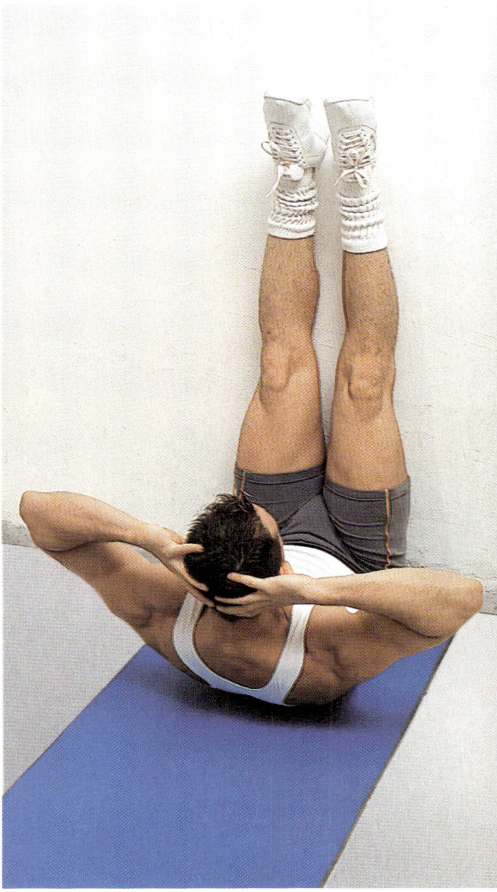

- Indicato per chi pratica fitness e per i professionisti

CRUNCH ALLA LAT MACHINE

- 2 serie da 12 ripetizioni
- pausa 35 secondi

Seduti sulla lat machine con la schiena rivolta verso il pacco pesi e le gambe appoggiate a terra e piegate, impugnate a un larghezza media la barra dell'attrezzo e portatela dietro la nuca.

Espirando dalla bocca, flettete il busto in avanti cercando di utilizzare gli addominali e non la forza delle braccia.

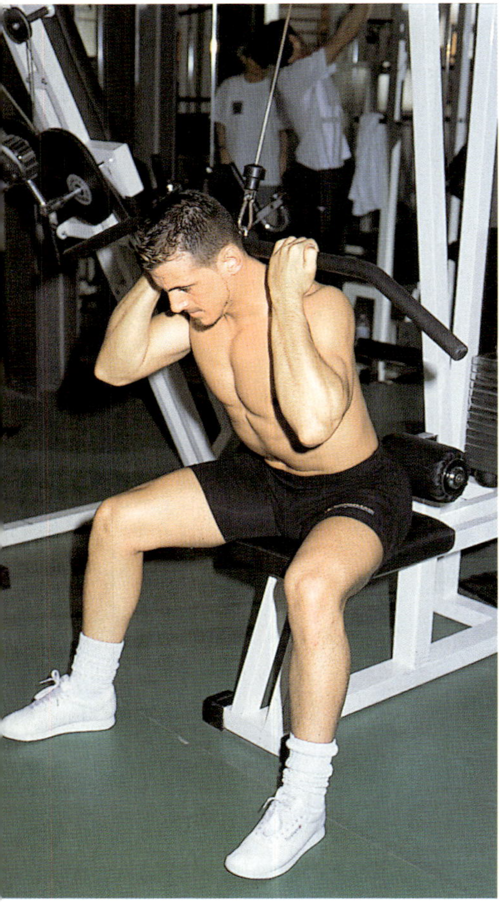

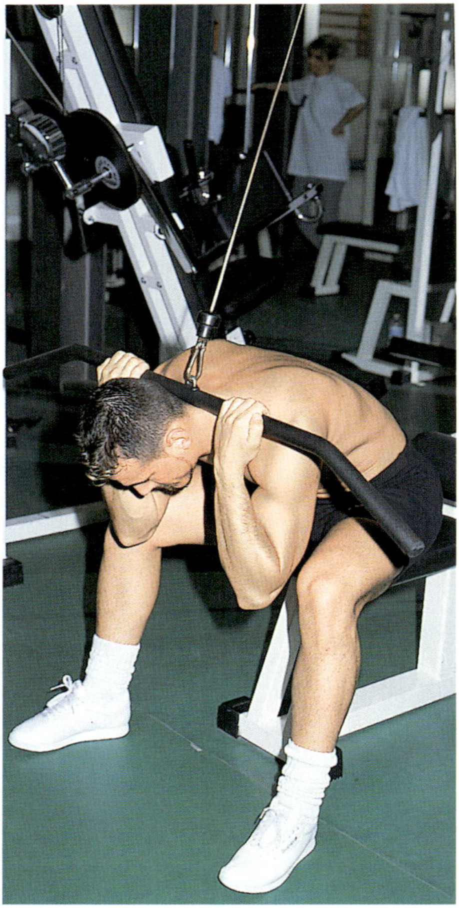

- Indicato per professionisti e atleti

CRUNCH IN GINOCCHIO AI CAVI CON LA CORDA

- 2 serie da 12 ripetizioni
- pausa 40 secondi

Di fronte al macchinario dei cavi, in ginocchio, con i glutei appoggiati ai talloni e il busto eretto, afferrate le estremità della corda.

Espirando dalla bocca, piegate il busto (quasi fino a toccare con la testa il pavimento) con la sola forza degli addominali e non con la forza delle braccia.

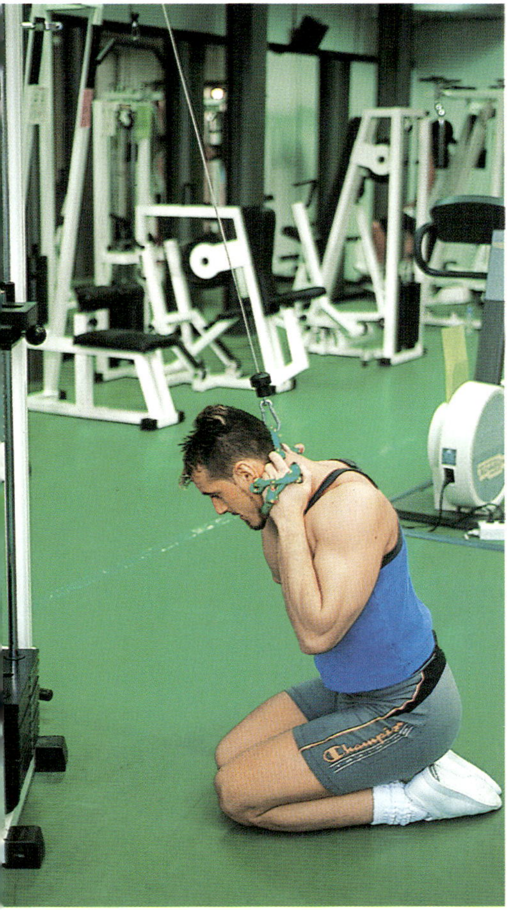

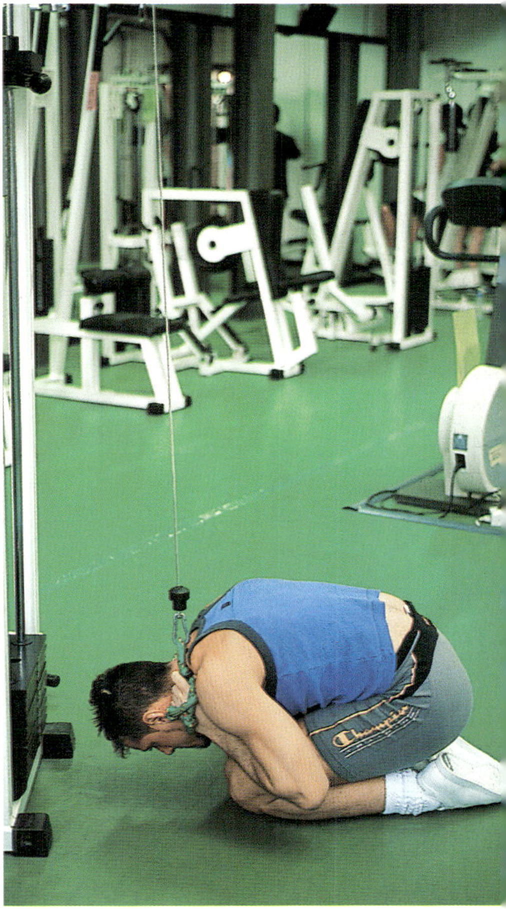

- Indicato per professionisti e atleti

SOLLEVAMENTO DEL BUSTO AI CAVI BASSI CON LA CORDA

- 2 serie da 12 ripetizioni
- pausa 40 secondi

Supini, con la schiena in appoggio, la testa rivolta verso i cavi, le braccia piegate dietro la testa e le mani che afferrano la corda; le gambe piegate con i piedi in appoggio a terra.

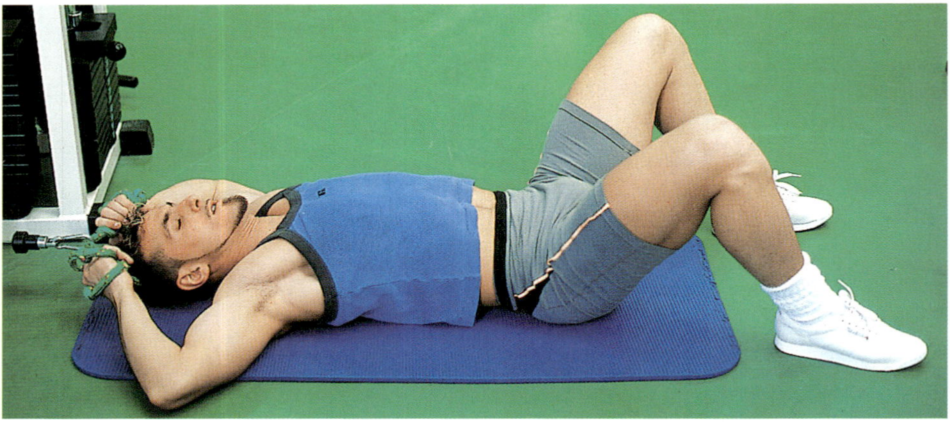

Espirando dalla bocca, sollevate le spalle fino a che le scapole si stacchino dal tappetino cercando di utilizzare il più possibile gli addominali e non le braccia.

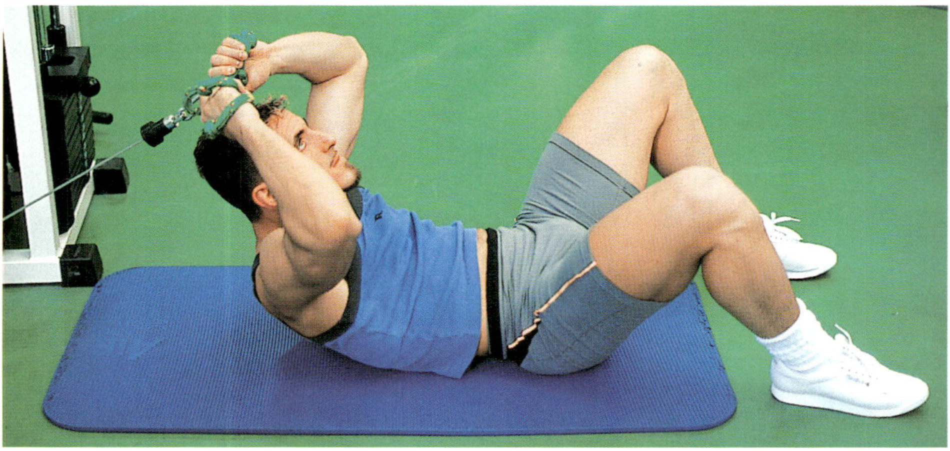

- Indicato per professionisti e atleti

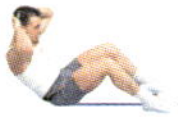

SOLLEVAMENTO DEL BUSTO DA SUPINO (SIT UP)

- 2-3 serie da 12 ripetizioni
- pausa 35 secondi

Supini, con la schiena in appoggio, gambe piegate, piedi appoggiati al suolo e mani dietro la nuca.

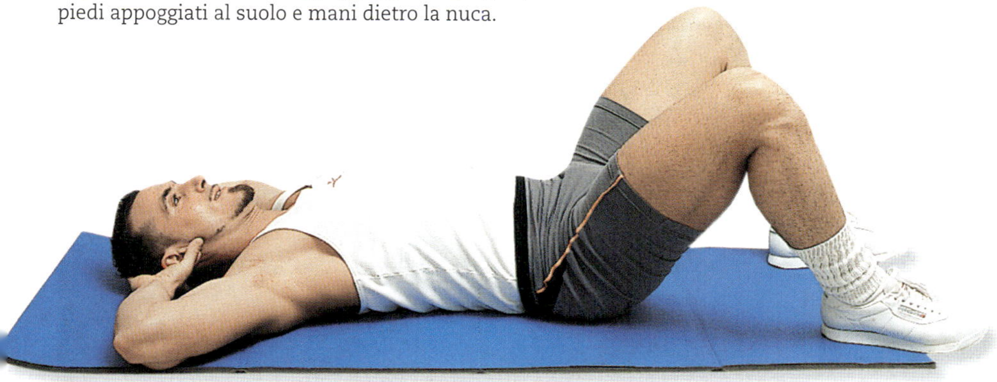

Espirando dalla bocca, sollevate completamente il busto quasi fino a toccare con la testa le ginocchia.

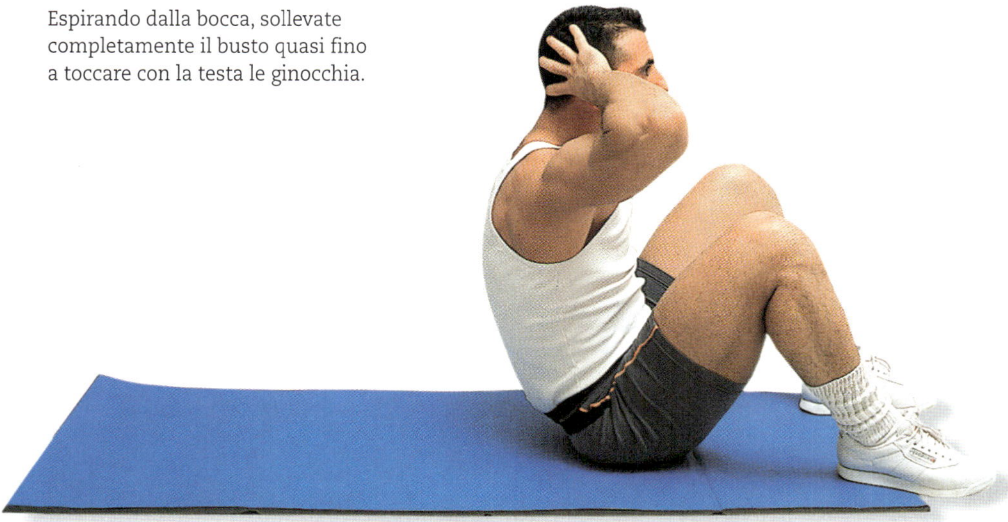

- Indicato per chi non ha problemi di schiena

SOLLEVAMENTO DEL BUSTO SU PANCA DECLINATA

- 2 serie da 12 ripetizioni
- pausa 35 secondi

Supini, con la schiena in appoggio su una panca declinata, mani dietro alla nuca e piedi ancorati negli appositi supporti.

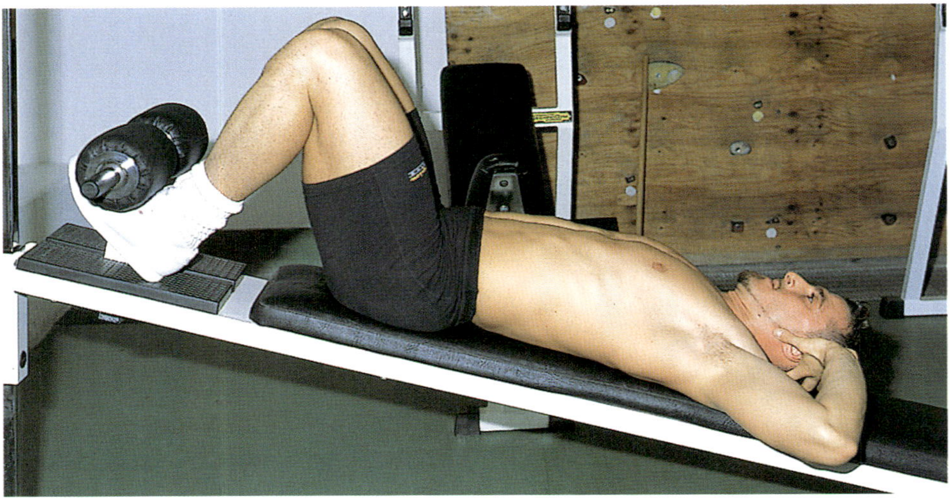

Espirando dalla bocca, sollevate le scapole cercando di tenere i gomiti aperti e allineati al capo.

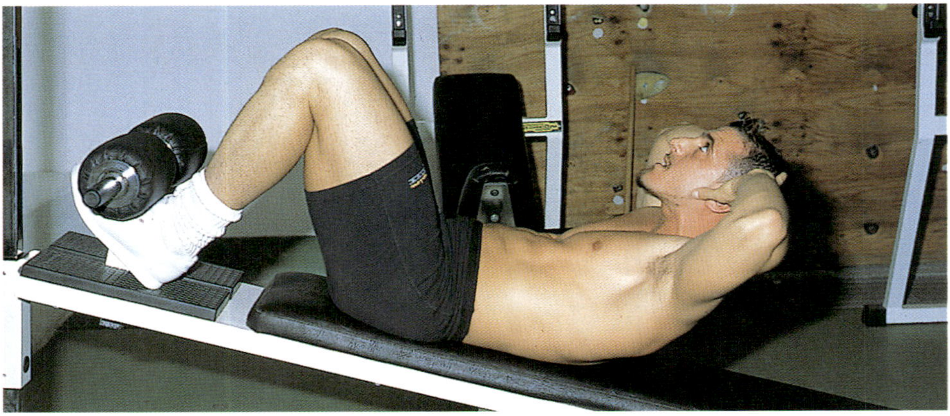

- Indicato per chi non ha problemi di schiena

CRUNCH IN ISOMETRIA

- 3 serie da 15 ripetizioni
- pausa 30 secondi

Supini, con la schiena in appoggio, gambe flesse e sollevate a 90°, braccia davanti al petto leggermente piegate e mani che spingono contro la faccia anteriore delle ginocchia.

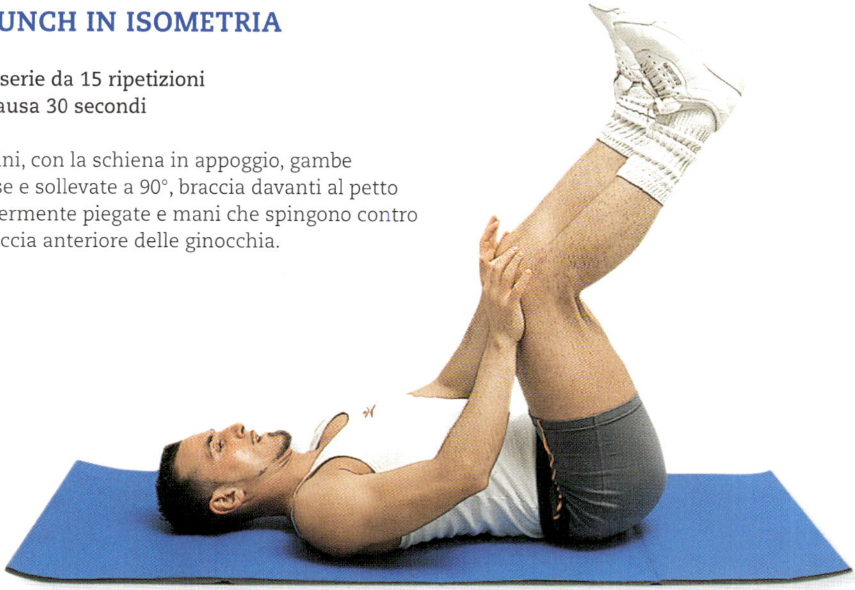

Espirando dalla bocca, sollevate leggermente le spalle e spingete con le mani contro le ginocchia cercando di tenere la posizione per almeno 8 secondi.

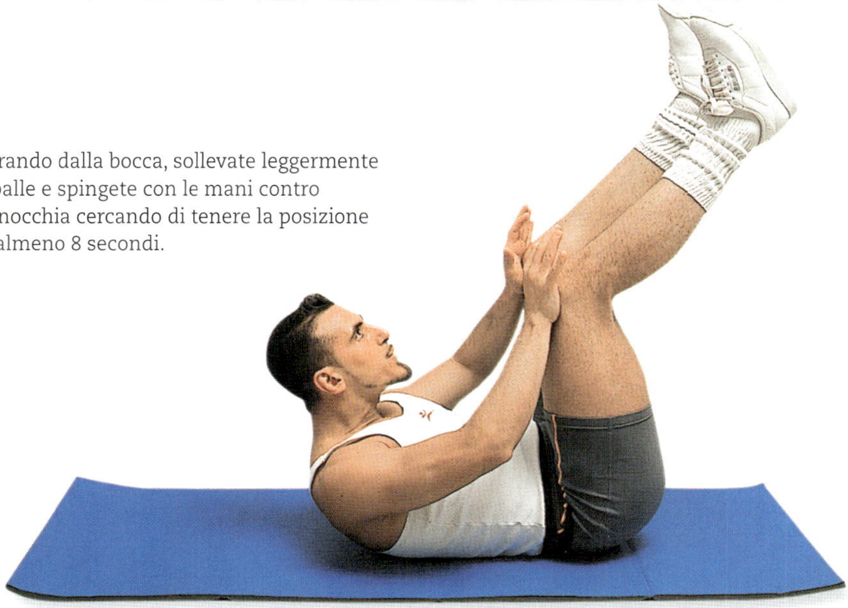

- Indicato per i principianti e per chi soffre di dolori alla schiena

SOLLEVAMENTO DEL BUSTO FINO A TOCCARE LE PUNTE DEI PIEDI

- 2 serie da 12 ripetizioni
- pausa 30 secondi

Supini, con la schiena in appoggio, gambe distese, braccia tese all'indietro ai lati della testa.

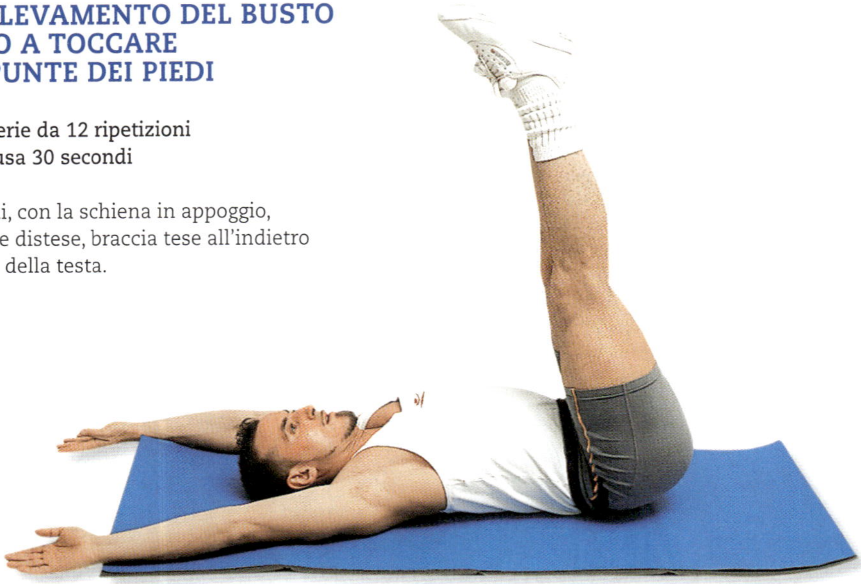

Espirando dalla bocca, sollevate il busto fino a toccare con le dita le punte dei piedi sempre tenendo le gambe tese.

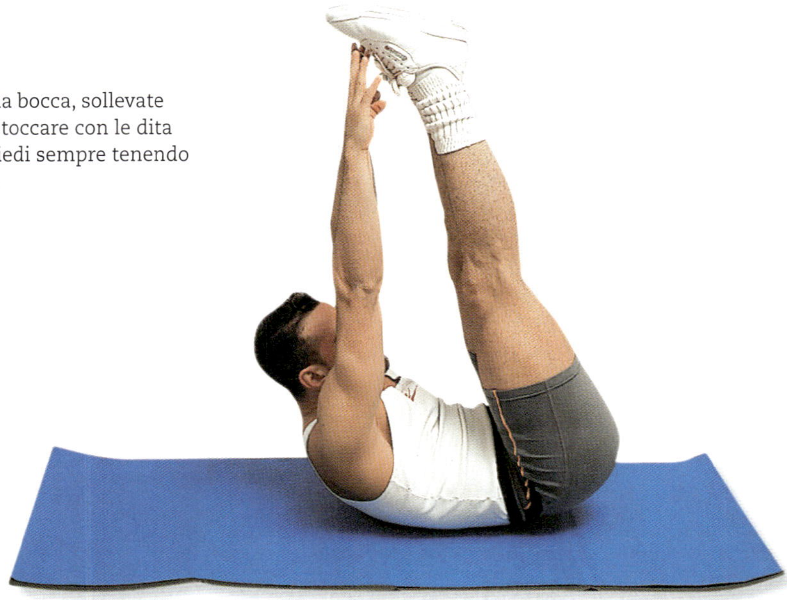

- Indicato per i professionisti e per chi non ha problemi alla schiena

ADDOMINALI OBLIQUI

Normalmente gli addominali obliqui si evidenziano quando si pratica una flessione del busto verso gli arti inferiori ruotandolo a destra o a sinistra. L'esercizio base per sviluppare gli addominali obliqui è il crunch con una rotazione del busto.

ROTAZIONE DEL BACINO

- **3 serie da 15 ripetizioni**
- **pausa 30 secondi**

Supini, con la schiena in appoggio, gambe flesse e sollevate da terra, con un angolo di quasi 90° tra coscia e gamba. Braccia tese a terra lungo i fianchi, aperte circa a 45°, con i palmi delle mani rivolte verso l'alto.

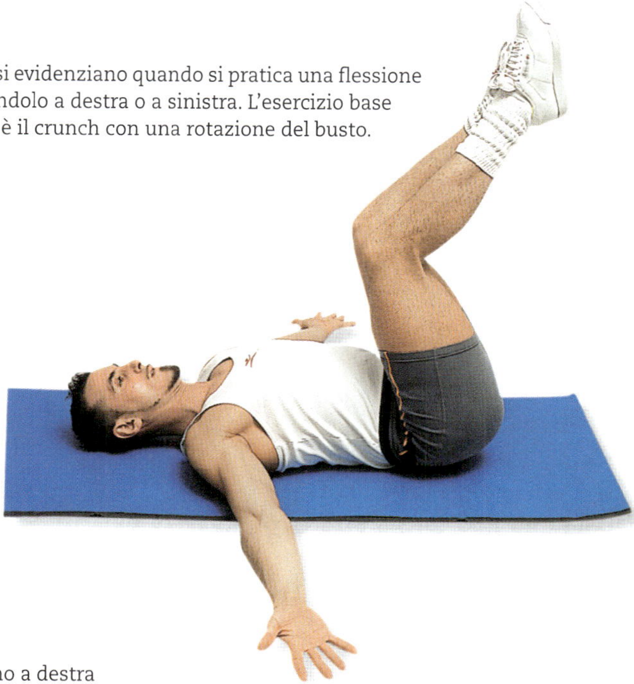

Espirando dalla bocca, ruotate il bacino a destra e a sinistra mantenendo le gambe unite, flesse e a 90°. Ricordatevi inoltre di tenere sempre le spalle attaccate a terra e di non arrivare mai a toccare con le gambe il pavimento.

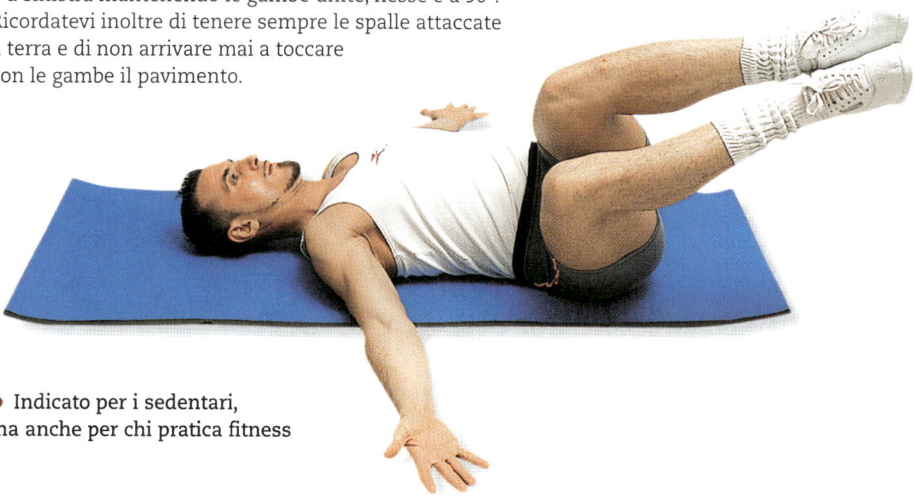

- **Indicato per i sedentari, ma anche per chi pratica fitness**

ROTAZIONE DEL BACINO A GAMBE TESE CON PESI

- 2 serie da 12 ripetizioni
- pausa 30 secondi

Supini, con la schiena in appoggio, gambe tese verticalmente e braccia a croce con due manubri in mano.

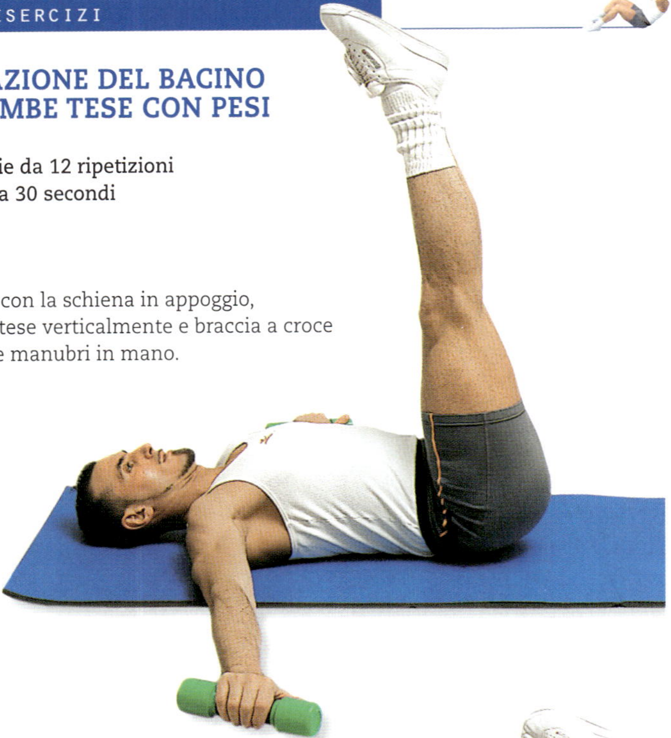

Espirando dalla bocca, eseguite un movimento oscillatorio delle gambe tese da destra a sinistra.

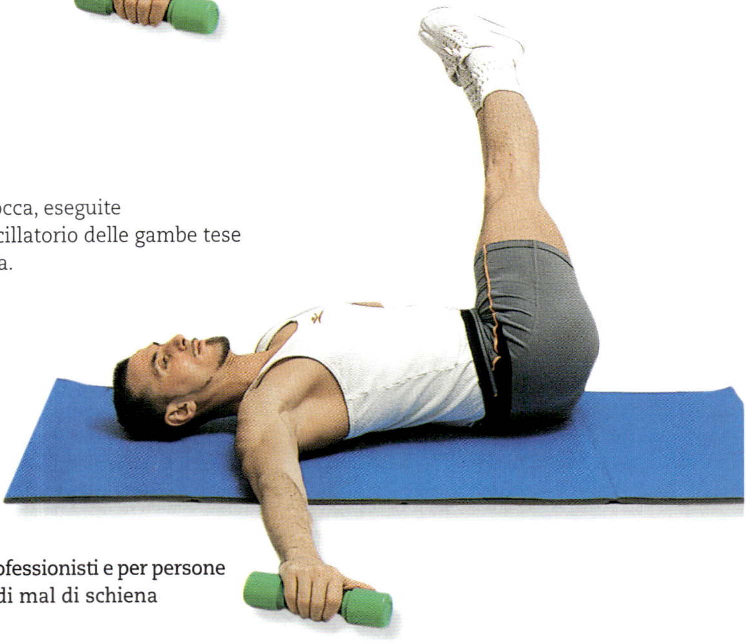

- Indicato per i professionisti e per persone che non soffrono di mal di schiena

CRUNCH A GAMBE DIVARICATE

- 3 serie da 15 ripetizioni
- pausa 30 secondi

Supini, con la schiena in appoggio, gambe flesse a 90° sollevate da terra e divaricate, braccia tese dietro la testa.

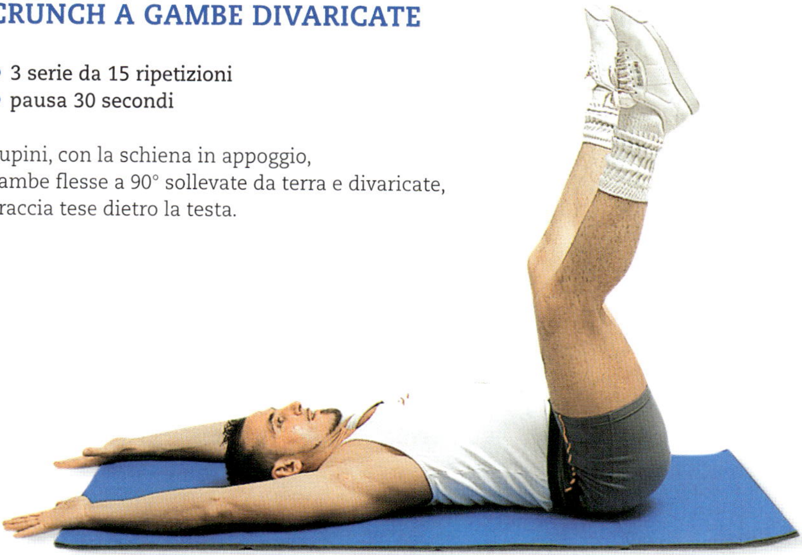

Espirando dalla bocca, sollevate le spalle e portate il braccio sinistro verso la gamba destra e successivamente incrociate il braccio destro verso la gamba sinistra. Più le gambe sono divaricate più diventa difficile l'esercizio.

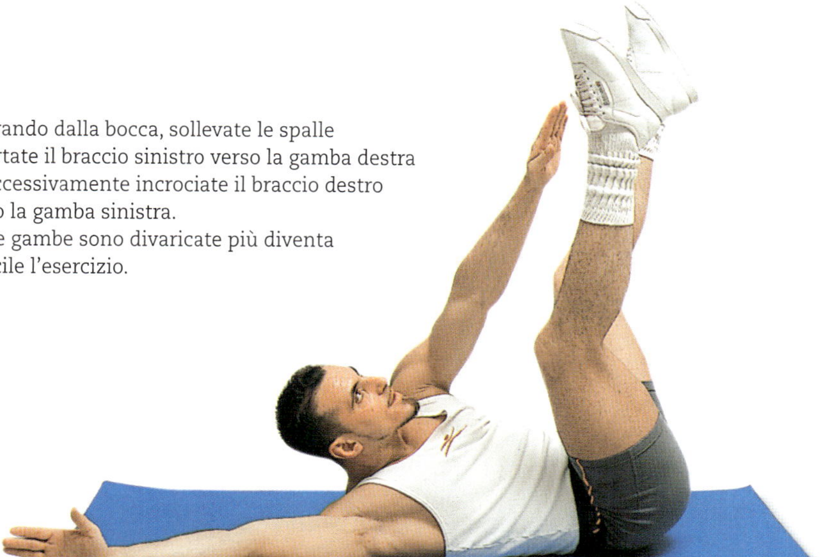

- Indicato per i sedentari e per chi pratica fitness

TORSIONE DEL BUSTO A GAMBE ACCAVALLATE

- 3 serie da 15 ripetizioni
- pausa 30 secondi

Supini, con la schiena in appoggio, gamba sinistra piegata con la pianta del piede appoggiata a terra, gamba destra accavallata sul ginocchio sinistro, braccia distese a terra.

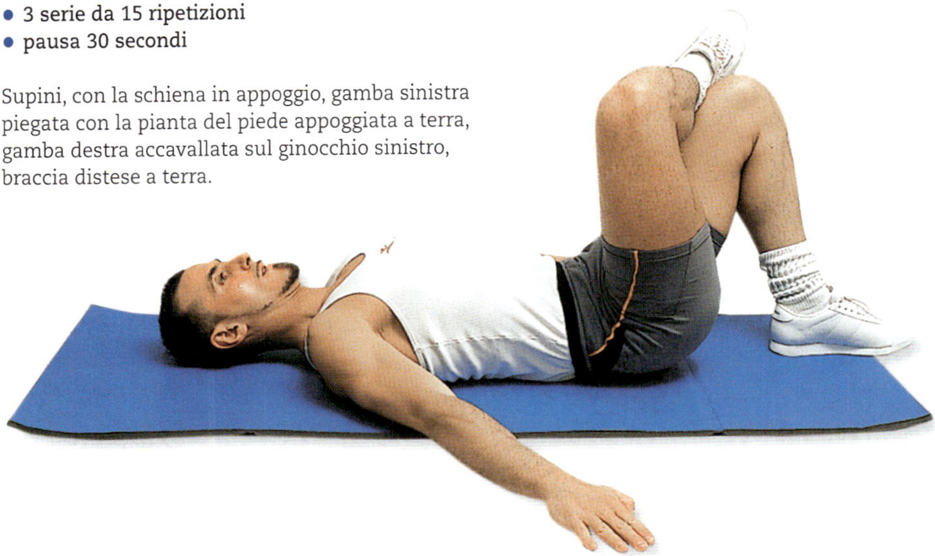

Espirando dalla bocca, sollevate il busto e allungate il braccio sinistro verso destra facendolo passare tra le gambe.

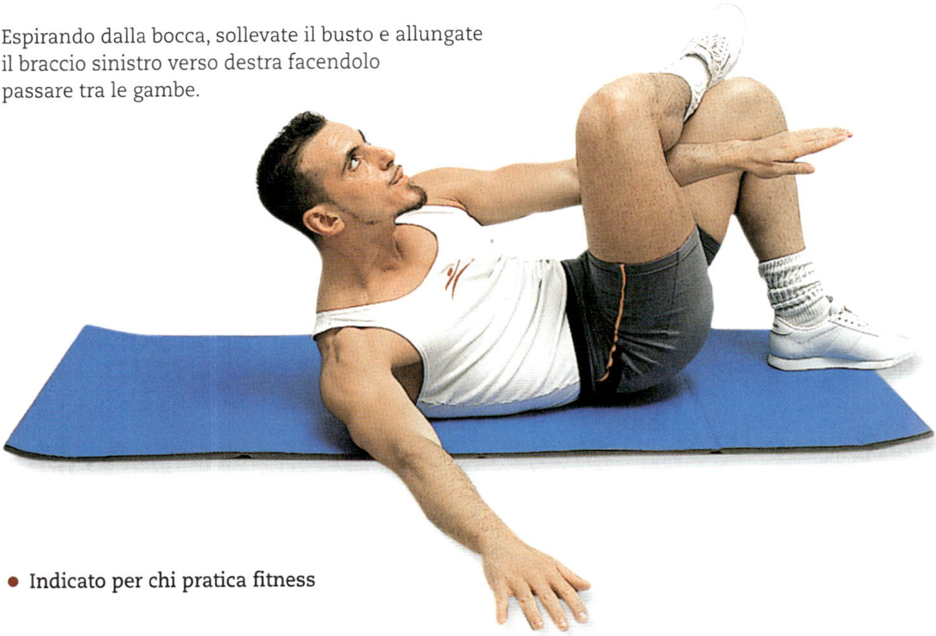

- Indicato per chi pratica fitness

CRUNCH A GAMBE SOLLEVATE APPOGGIATE ALLA PARETE

- 3 serie da 12 ripetizioni
- pausa 35 secondi

Supini, con la schiena in appoggio, gambe flesse e sollevate da terra, con le piante dei piedi in appoggio a una parete. Le gambe formano un angolo di 90° tra bacino e coscia, tra coscia e gamba e tra gamba e piede, le mani dietro la nuca.

Espirando dalla bocca, sollevate il busto facendo una torsione e portando il gomito destro verso il ginocchio sinistro.

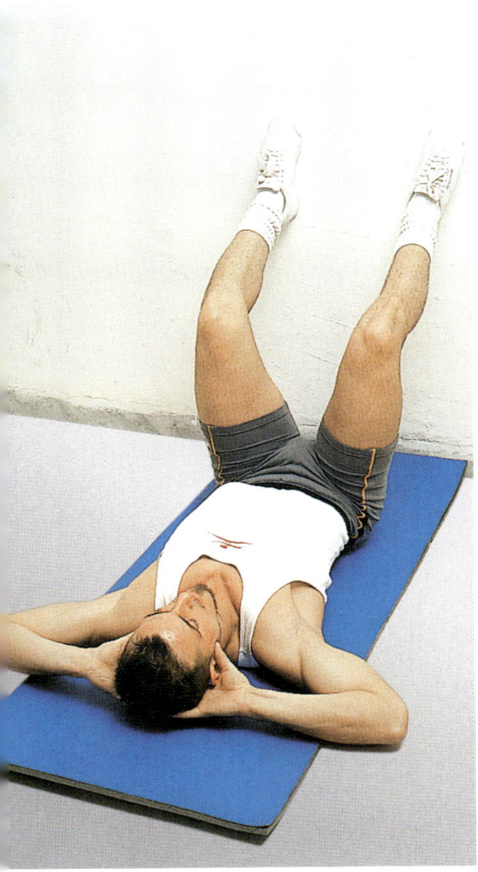

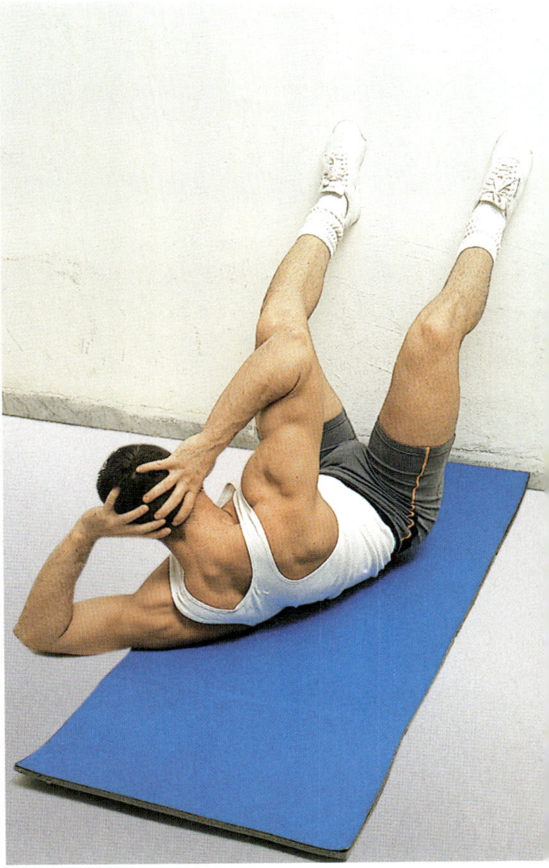

- Indicato per i non allenati e le persone con problemi di schiena

CRUNCH A GAMBE SOLLEVATE

- 3 serie da 12 ripetizioni
- pausa 35 secondi

Supini con la schiena in appoggio, le gambe flesse e sollevate da terra formano un angolo di 90° tra bacino e coscia, tra coscia e gamba e tra gamba e piede, mani dietro la nuca.

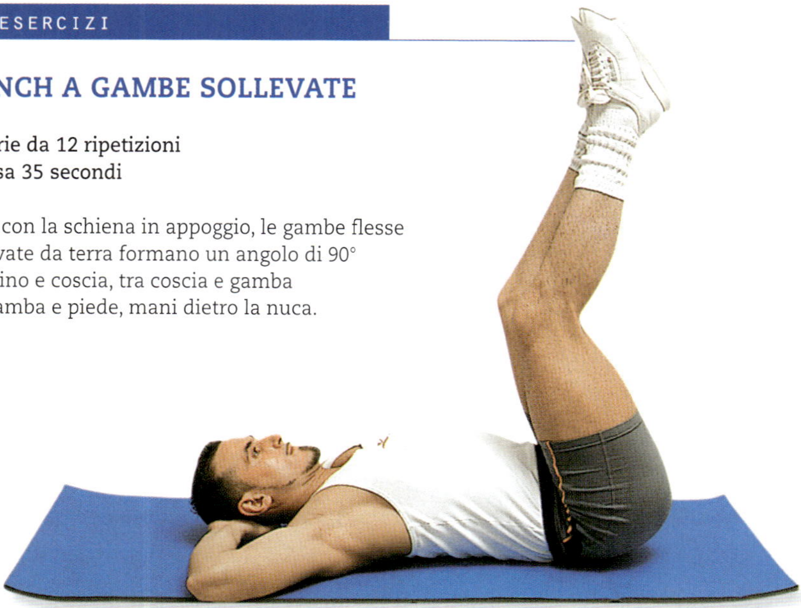

Espirando dalla bocca, sollevate il busto facendo una torsione e portando il gomito destro verso il ginocchio sinistro.

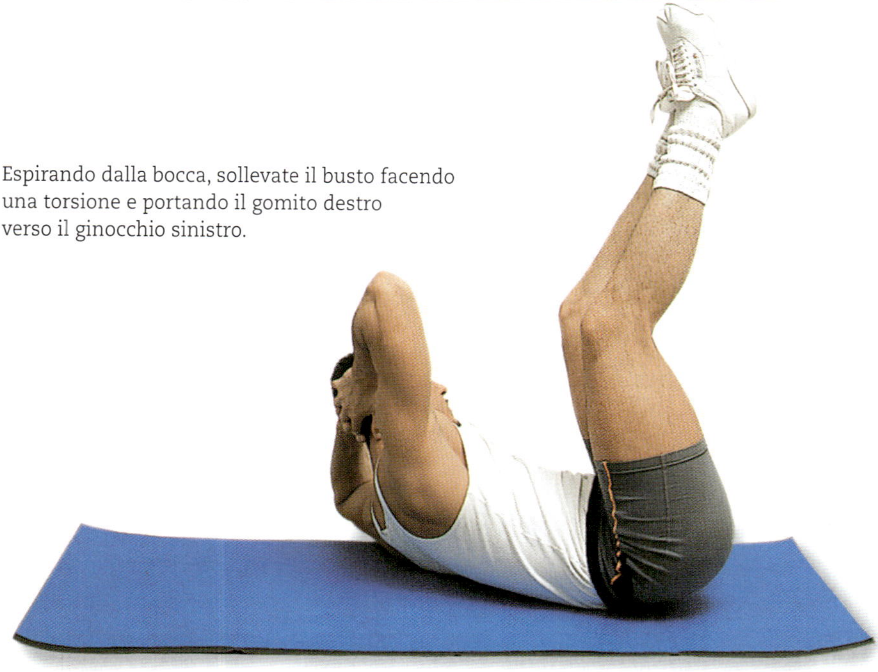

- Indicato per i non allenati, ma anche per chi pratica fitness

OBLIQUI IN DECUBITO LATERALE

- 3 serie da 15 ripetizioni
- pausa 30 secondi

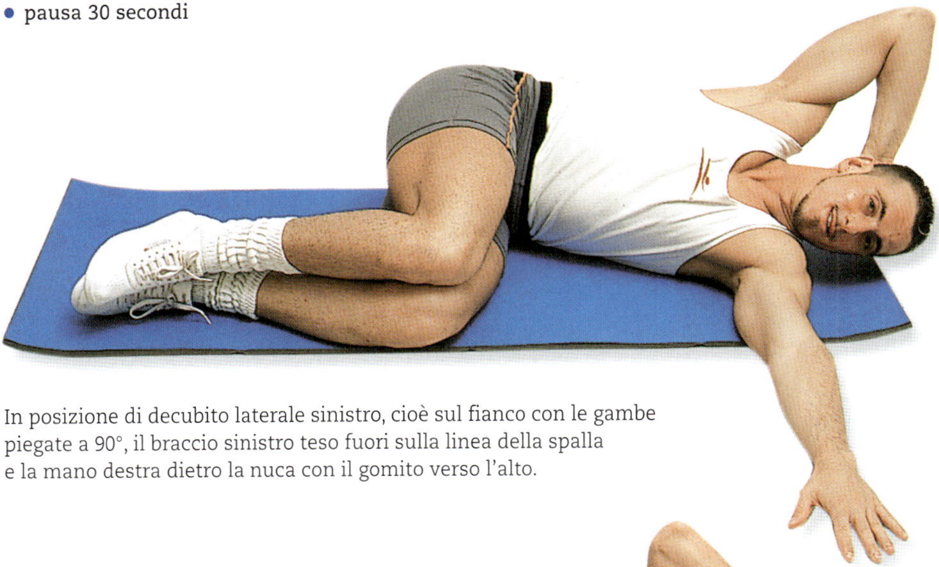

In posizione di decubito laterale sinistro, cioè sul fianco con le gambe piegate a 90°, il braccio sinistro teso fuori sulla linea della spalla e la mano destra dietro la nuca con il gomito verso l'alto.

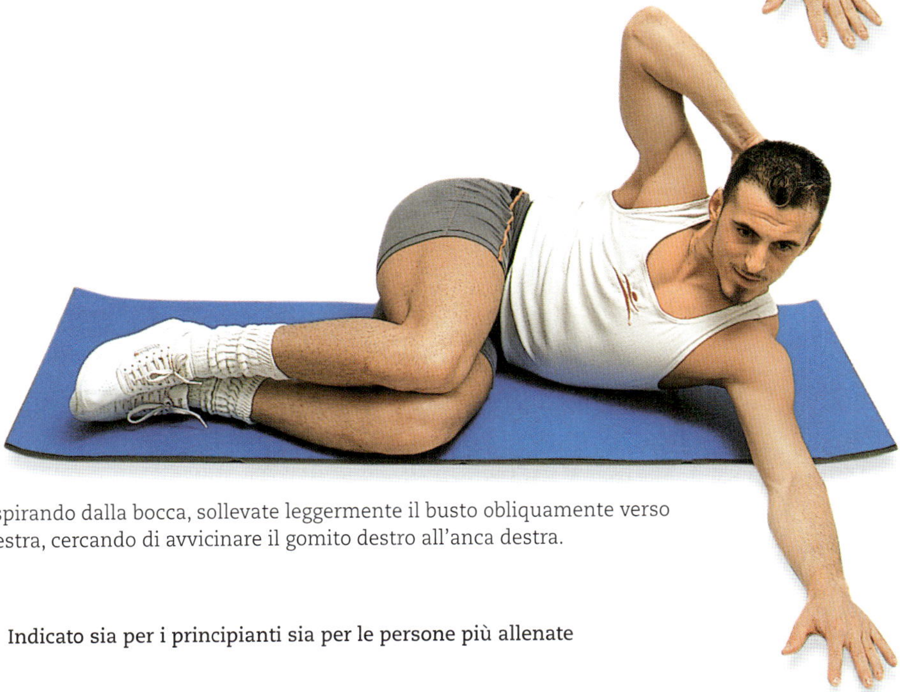

Espirando dalla bocca, sollevate leggermente il busto obliquamente verso destra, cercando di avvicinare il gomito destro all'anca destra.

- **Indicato sia per i principianti sia per le persone più allenate**

CRUNCH A GAMBE TESE

- 3 serie da 12 ripetizioni
- pausa 35 secondi

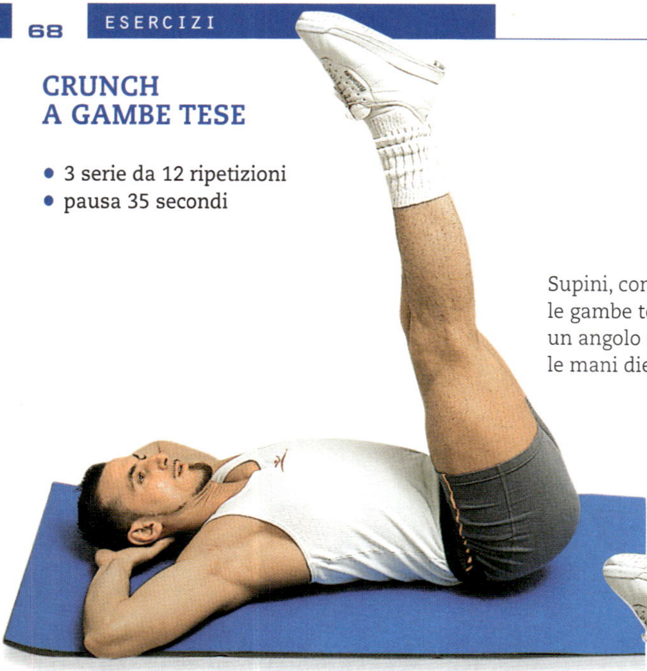

Supini, con la schiena in appoggio; le gambe tese in verticale formano un angolo di 90° con il bacino, le mani dietro la nuca.

Espirando dalla bocca, sollevate il busto facendo una torsione e portando il gomito sinistro verso il ginocchio destro.

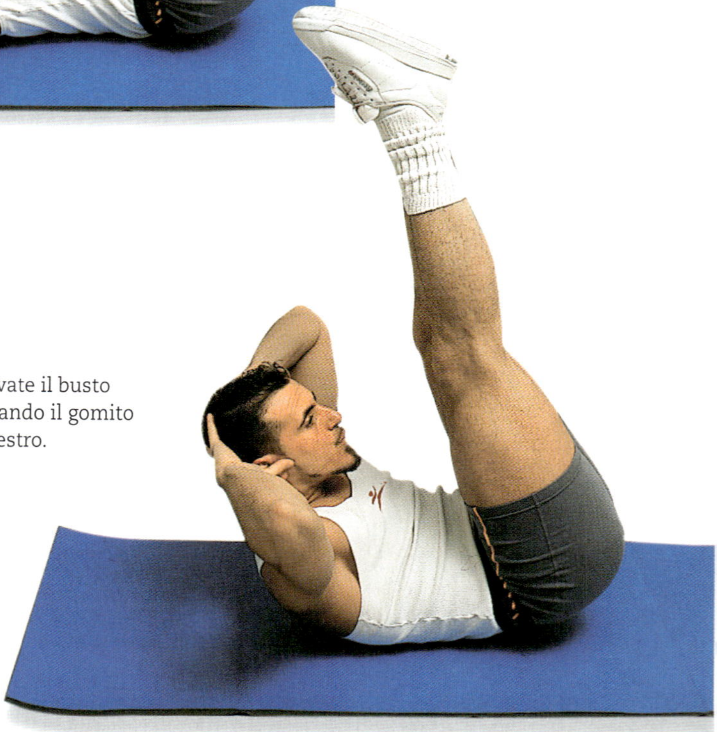

- Indicato sia per i non allenati sia per chi pratica fitness

TORSIONE DEL BUSTO A GAMBE TESE ORIZZONTALI AL SUOLO

- 3 serie da 10 ripetizioni
- pausa 40 secondi

Supini, con la schiena in appoggio, le mani dietro la nuca, le gambe tese sollevate da terra orizzontali al suolo.

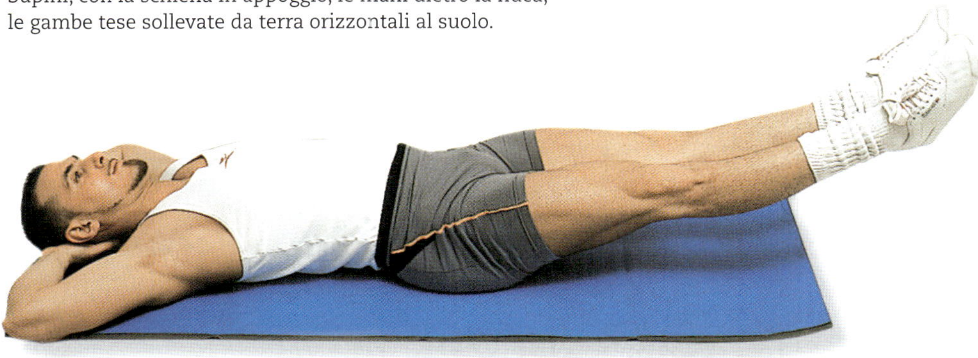

Espirando dalla bocca, flettete e distendete alternativamente le gambe, ruotando il busto e le braccia verso il ginocchio opposto che si piega.

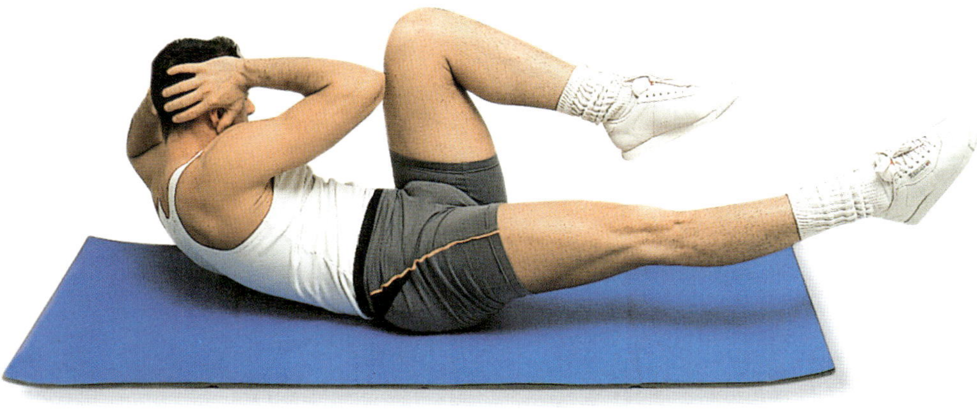

- Indicato per chi pratica fitness e per i professionisti

SIT UP CON ROTAZIONE

- 3 serie da 12 ripetizioni
- pausa 30 secondi

Supini, con la schiena in appoggio, gambe piegate, piedi appoggiati al suolo e mani dietro la nuca.

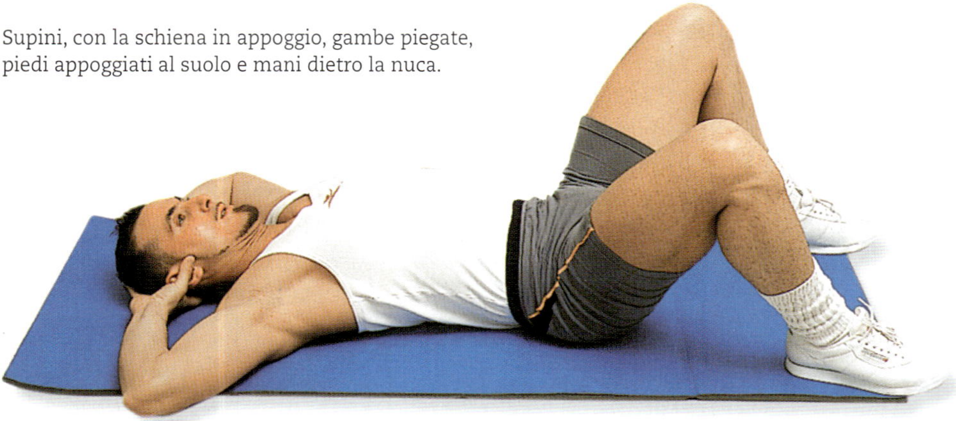

Espirando dalla bocca, sollevate il busto completamente e ruotatelo verso sinistra.

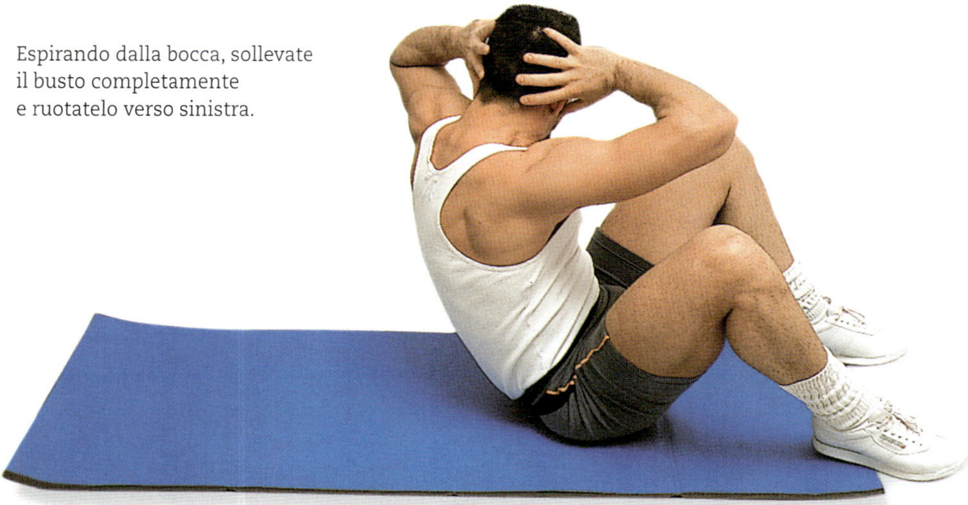

- Indicato per professionisti e atleti

CRUNCH ISOMETRICO INCROCIATO

- 3 serie da 10 ripetizioni da 8 secondi di tenuta
- pausa 30 secondi

Supini, con la schiena in appoggio, gamba sinistra piegata, pianta del piede appoggiata a terra; gamba destra accavallata sul ginocchio sinistro, braccio destro disteso a terra e braccio sinistro piegato, con la mano sinistra dietro la nuca.

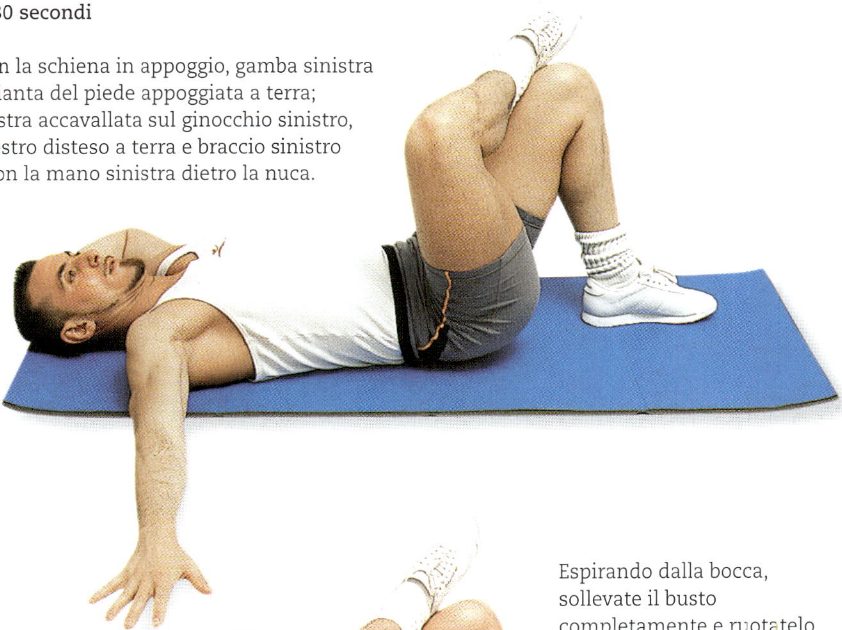

Espirando dalla bocca, sollevate il busto completamente e ruotatelo lateralmente verso destra, quasi fino a far toccare gomito e ginocchio, tenendo la contrazione addominale per almeno 8 secondi.

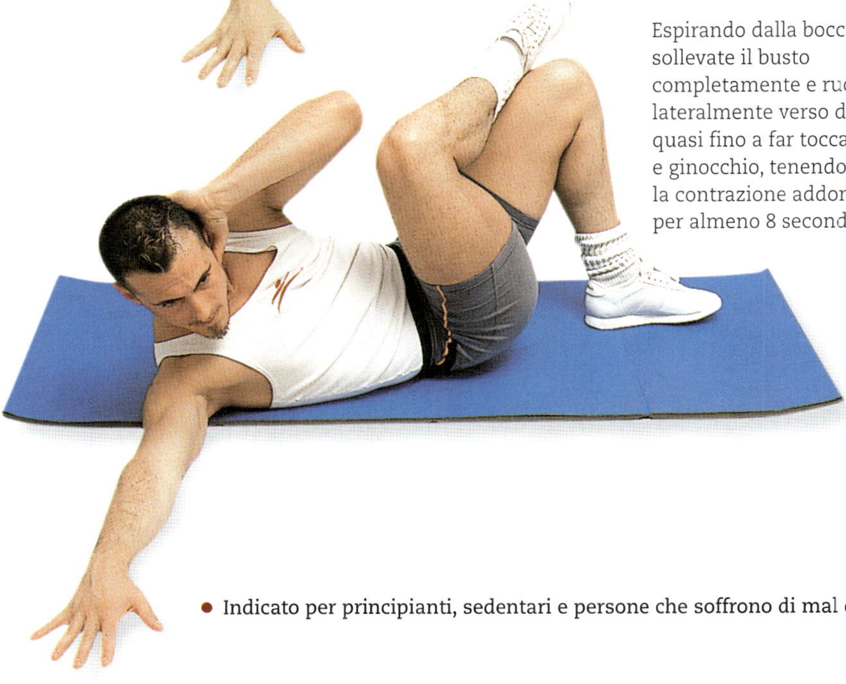

- Indicato per principianti, sedentari e persone che soffrono di mal di schiena

MEZZALUNA

- 3 serie da 15 ripetizioni
- pausa 30 secondi

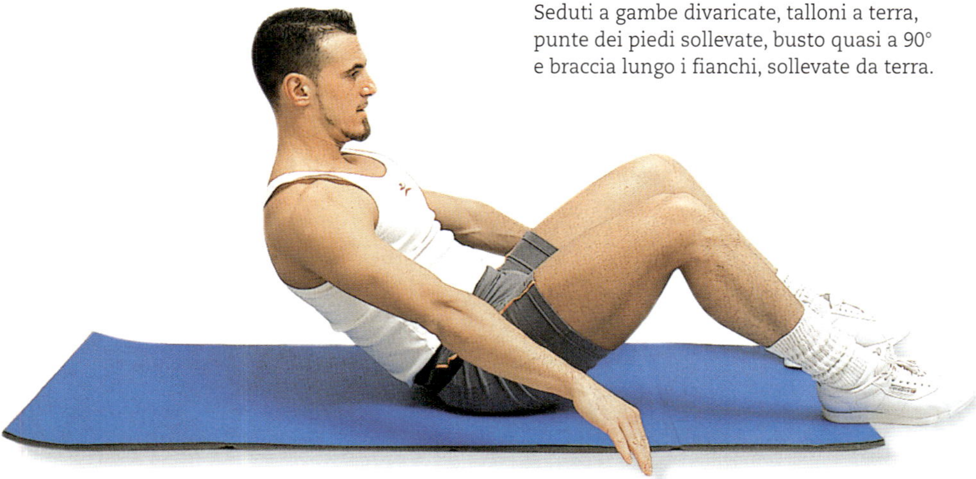

Seduti a gambe divaricate, talloni a terra, punte dei piedi sollevate, busto quasi a 90° e braccia lungo i fianchi, sollevate da terra.

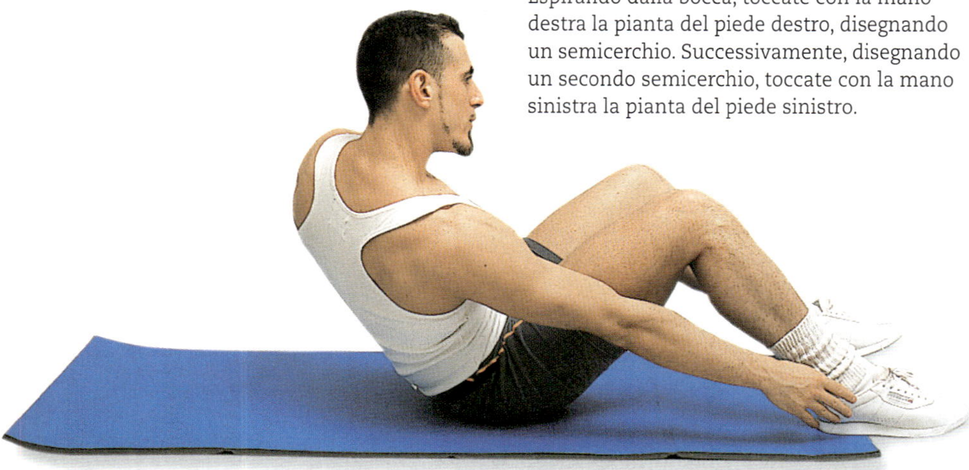

Espirando dalla bocca, toccate con la mano destra la pianta del piede destro, disegnando un semicerchio. Successivamente, disegnando un secondo semicerchio, toccate con la mano sinistra la pianta del piede sinistro.

- Indicato per chi è già allenato e per chi pratica fitness

TORSIONE DEL BUSTO DA SEDUTO CON BASTONE

- 3 serie da 15 ripetizioni
- pausa 30 secondi

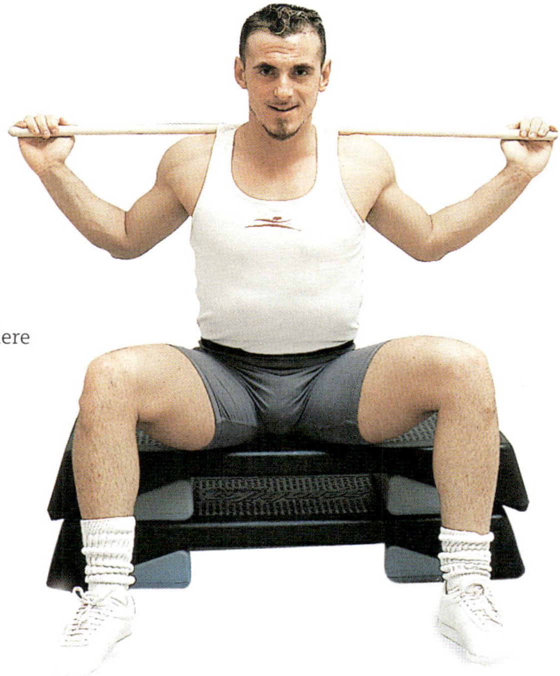

Seduti su una panca con un bastone o un bilanciere sulle spalle.

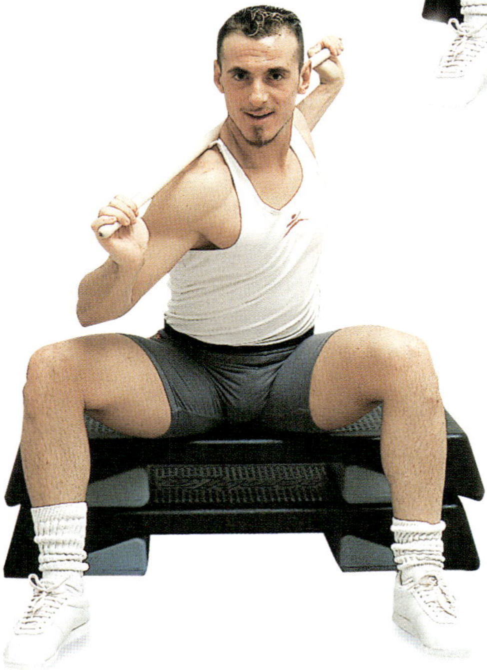

Ruotate alternativamente il busto a destra e a sinistra, espirando dalla bocca nella fase di rotazione.

- Indicato sia per i non allenati sia per chi pratica fitness

TORSIONE DEL BUSTO IN PIEDI CON BASTONE

- 3 serie da 15 ripetizioni
- pausa 30 secondi

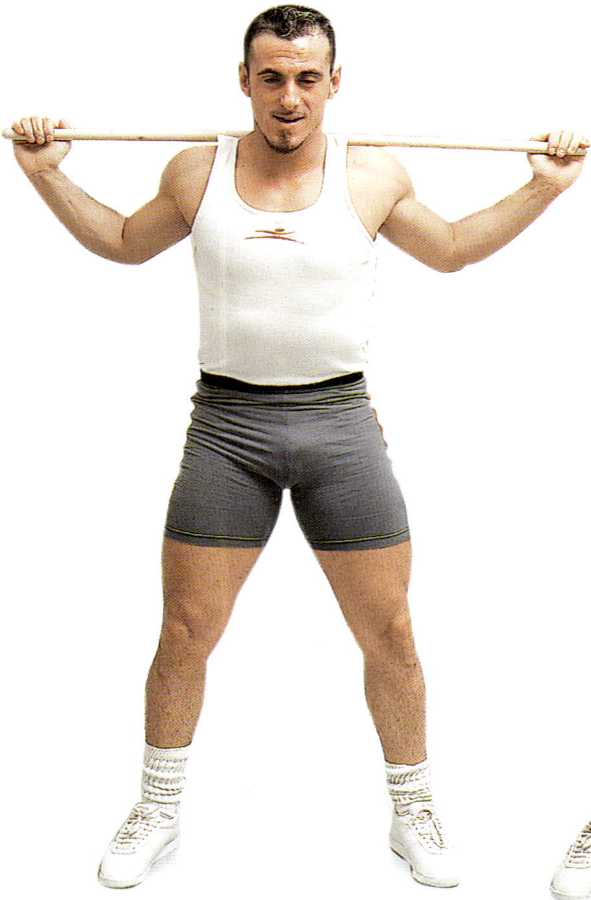

In piedi a gambe divaricate, con un bastone o un bilanciere sulle spalle.

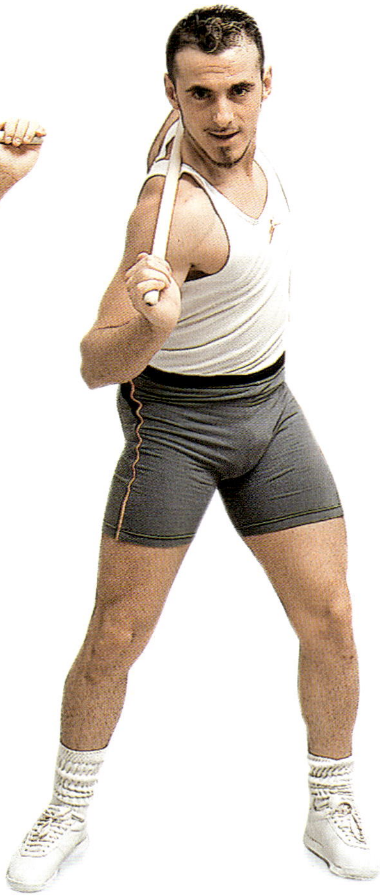

Ruotate alternativamente il busto a destra e a sinistra, espirando dalla bocca nella fase di rotazione.

- Indicato per i non allenati e per chi non ha problemi di schiena

FLESSIONE LATERALE CON MANUBRI

- 3 serie da 15 ripetizioni
- pausa 30 secondi

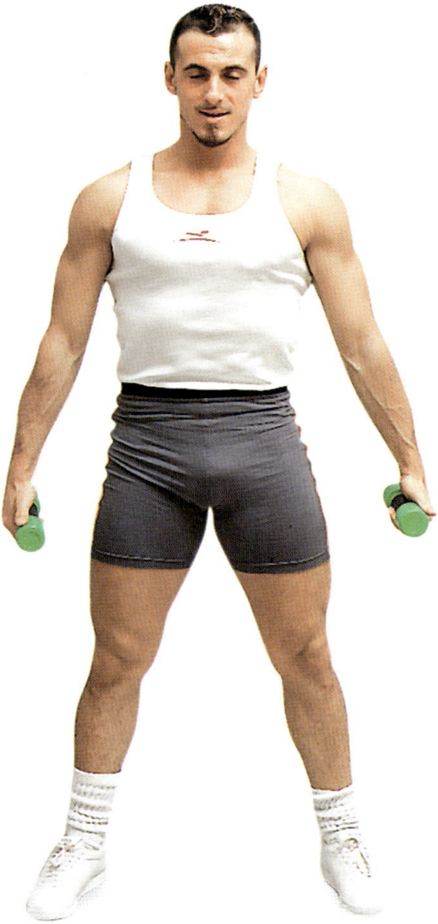

In piedi a gambe divaricate, con un manubrio in ciascuna mano.

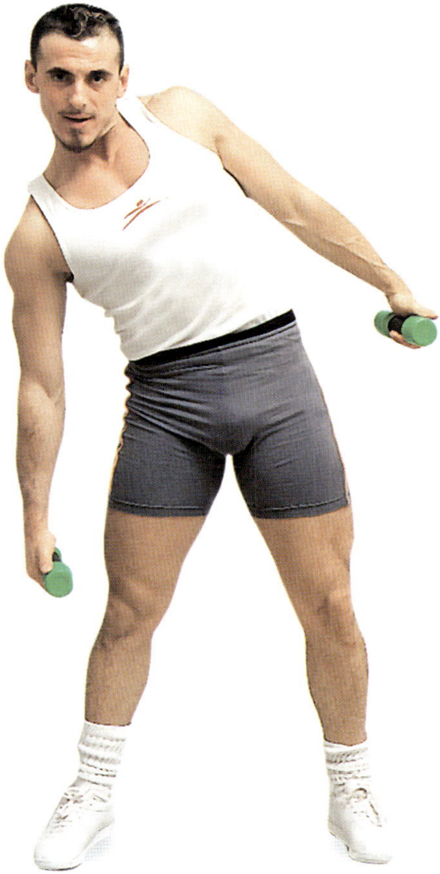

Flettete il tronco lateralmente, alternativamente a destra e a sinistra, espirando dalla bocca nelle fasi di flessioni.

- Indicato per i non allenati e i sedentari

SOLLEVAMENTO LATERALE DELLE GAMBE IN APPOGGIO SUL GOMITO

- 3 serie da 12 ripetizioni
- pausa 45 secondi

In posizione di decubito laterale sinistro, cioè sul fianco, con le gambe tese, in appoggio sull'avambraccio sinistro e la mano destra sul fianco destro.

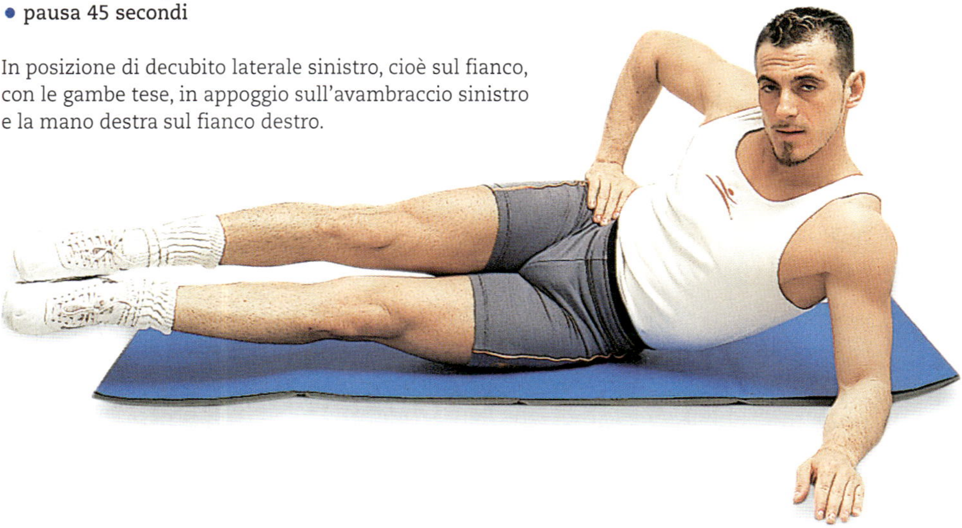

Sollevate lateralmente e simultaneamente entrambe le gambe verso il bacino.

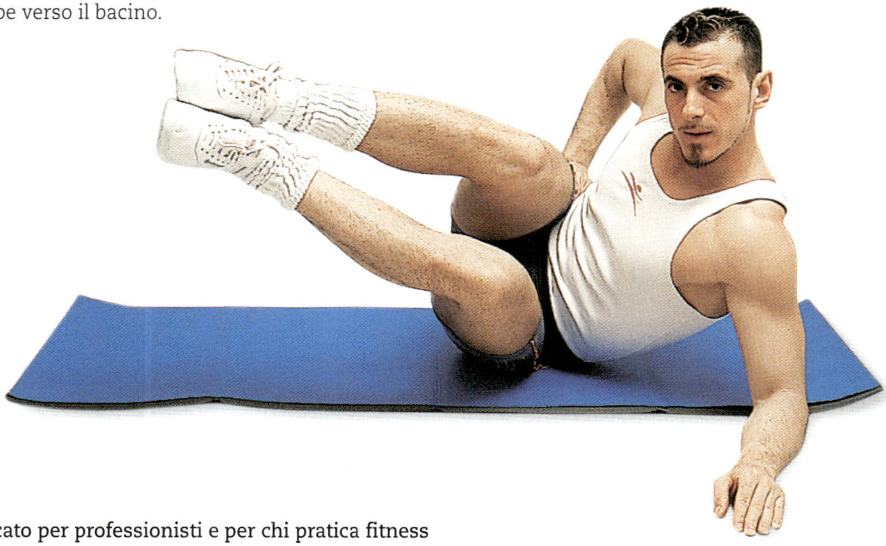

- Indicato per professionisti e per chi pratica fitness

SOLLEVAMENTO CON ROTAZIONE DELLE GAMBE FLESSE ALLA SPALLIERA

- 3 serie da 10 ripetizioni
- pausa 45 secondi

Afferrando una sbarra o un piolo della spalliera, appendetevi con le mani e sollevate le gambe flesse quasi a 90°.

Espirando dalla bocca e facendo forza solo con gli addominali, flettete le gambe e ruotatele verso sinistra avvicinando le ginocchia al petto.

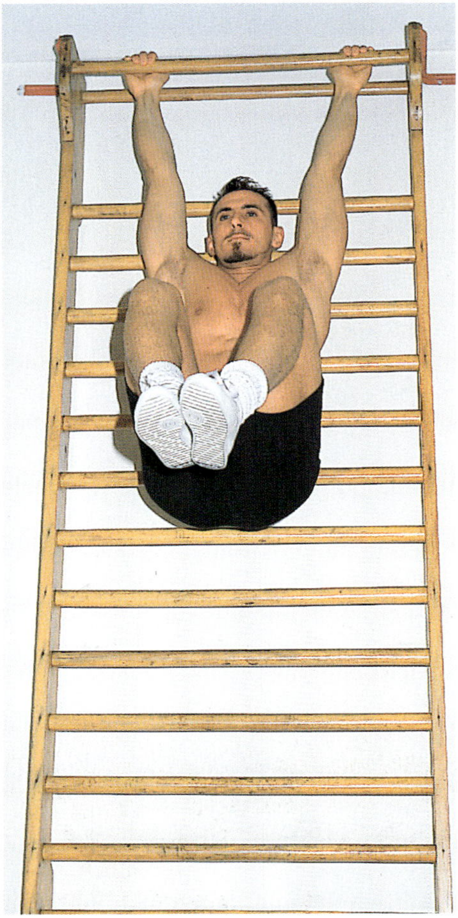

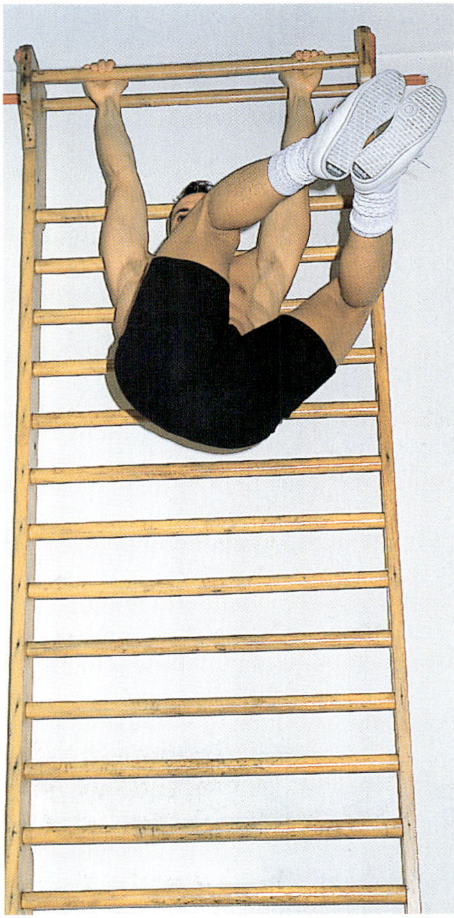

- Indicato per professionisti e atleti

OSCILLAZIONE LATERALE DELLE GAMBE TESE ALLA SPALLIERA

- 2 serie da 12 ripetizioni
- pausa 45 secondi

Afferrando una sbarra o un piolo della spalliera, appendetevi con le mani e tenete le gambe tese verso il basso.

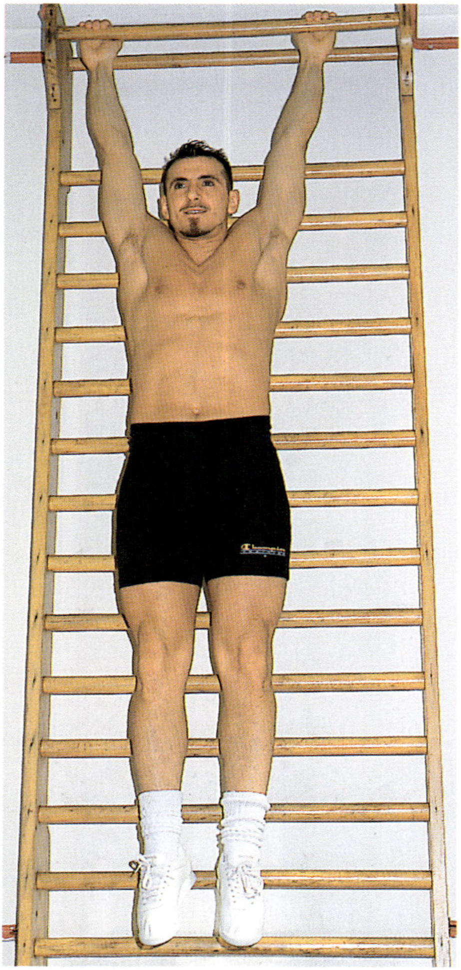

Espirando dalla bocca e facendo forza solo con gli addominali e i flessori dell'anca, sollevate le gambe tese e, ruotando leggermente il bacino, portatele verso sinistra quasi fino a toccare la mano sinistra.

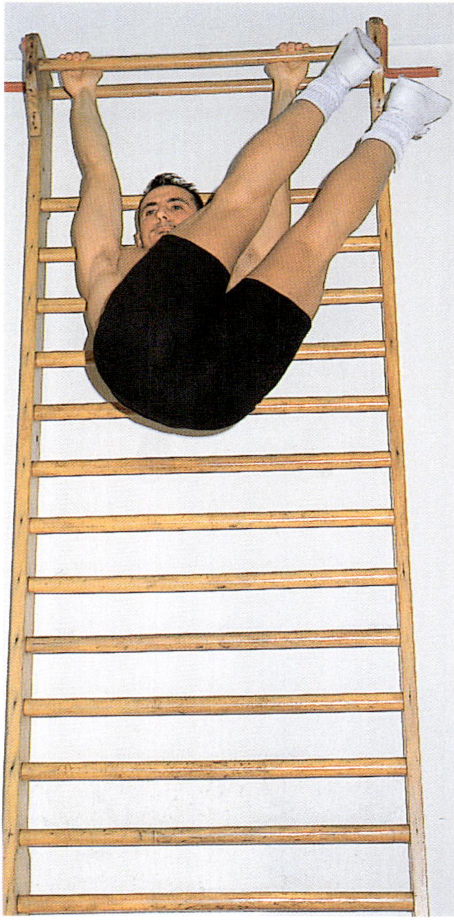

- Indicato per professionisti e atleti

SEDERSI LATERALMENTE A DESTRA E A SINISTRA

- 3 serie da 15 ripetizioni
- pausa 30 secondi

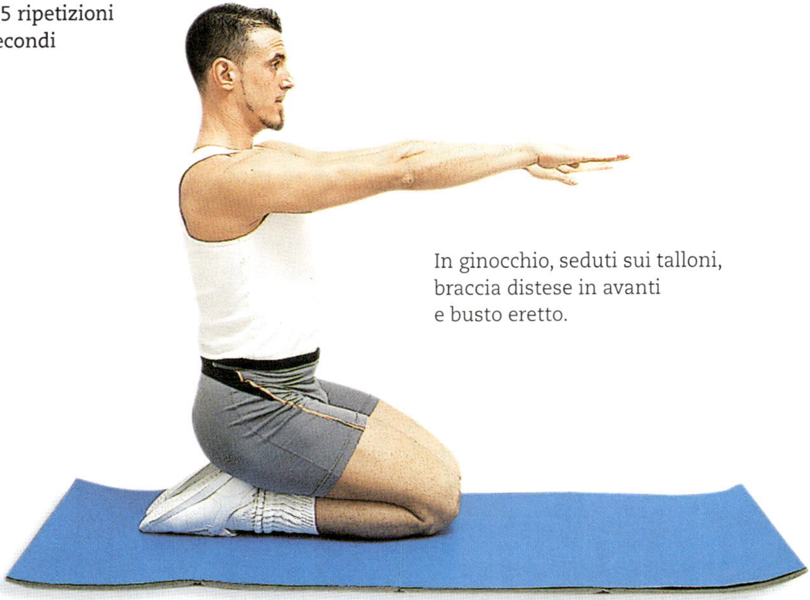

In ginocchio, seduti sui talloni, braccia distese in avanti e busto eretto.

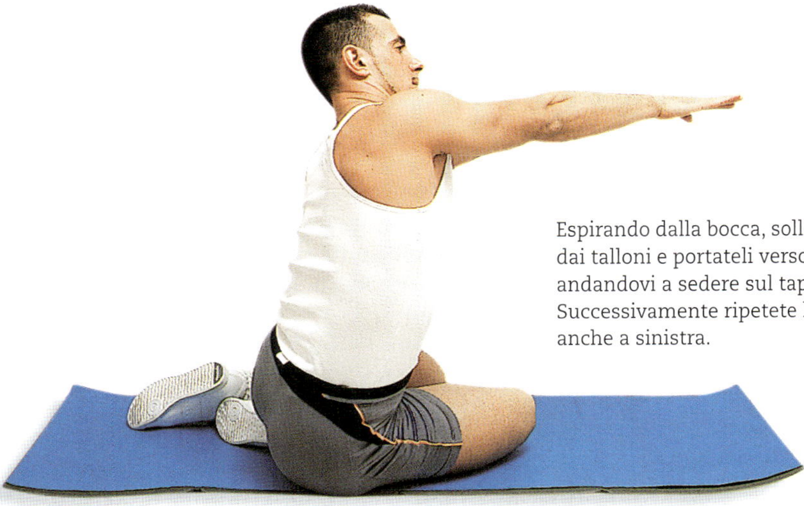

Espirando dalla bocca, sollevate i glutei dai talloni e portateli verso destra andandovi a sedere sul tappetino. Successivamente ripetete l'esercizio anche a sinistra.

- Indicato per principianti e sedentari

TOCCARE LE PUNTE DEI PIEDI LATERALMENTE DA SUPINO

- 3 serie da 15 ripetizioni
- pausa 30 secondi

Supini, con la schiena in appoggio, gambe piegate, piedi in appoggio al suolo e braccia distese lungo i fianchi.

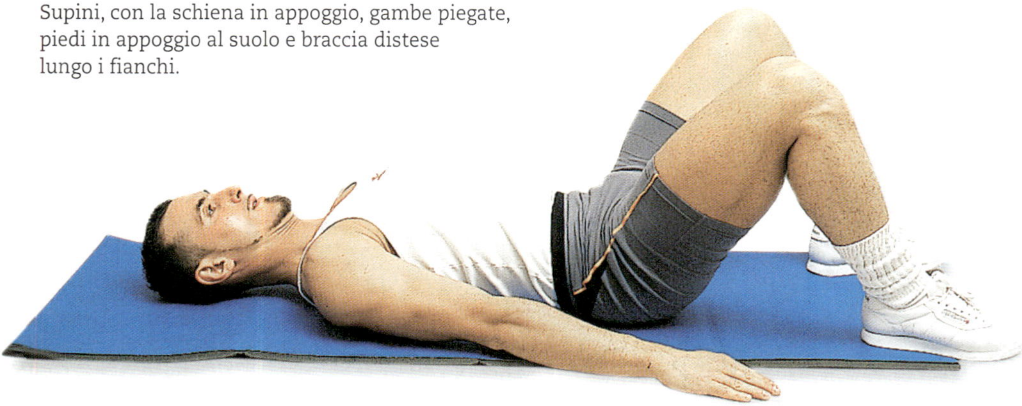

Espirando dalla bocca, sollevate il busto e il capo avvicinando la mano sinistra al piede sinistro. Ripetete anche per mano e piede destri.

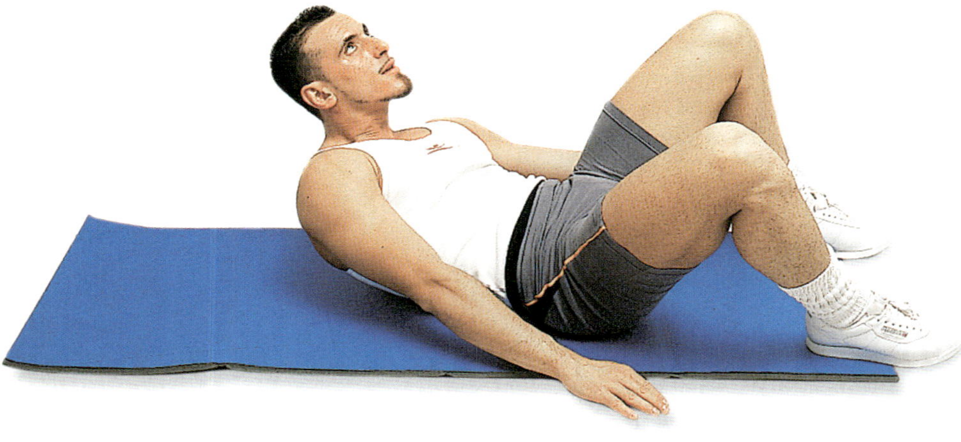

- **Indicato per principianti e sedentari**

ROTAZIONE LATERALE DI SPALLE E BRACCIA DA SUPINO

- 3 serie da 15 ripetizioni
- pausa 30 secondi

Supini, con la schiena in appoggio, gambe piegate, piedi in appoggio al suolo e braccia distese sulle cosce.

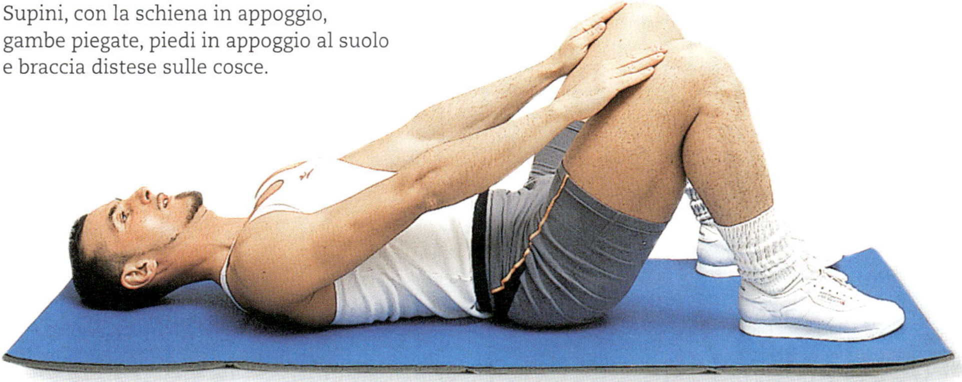

Espirando dalla bocca, sollevate le spalle e portate tutte e due le braccia tese a destra.

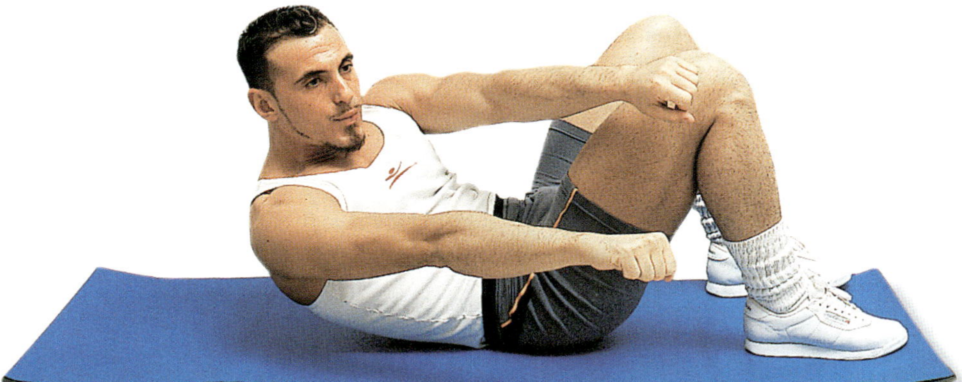

- Indicato per principianti e sedentari

ROTAZIONE SIMULTANEA DI BUSTO E GAMBE IN EQUILIBRIO

- 3 serie da 12 ripetizioni
- pausa 45 secondi

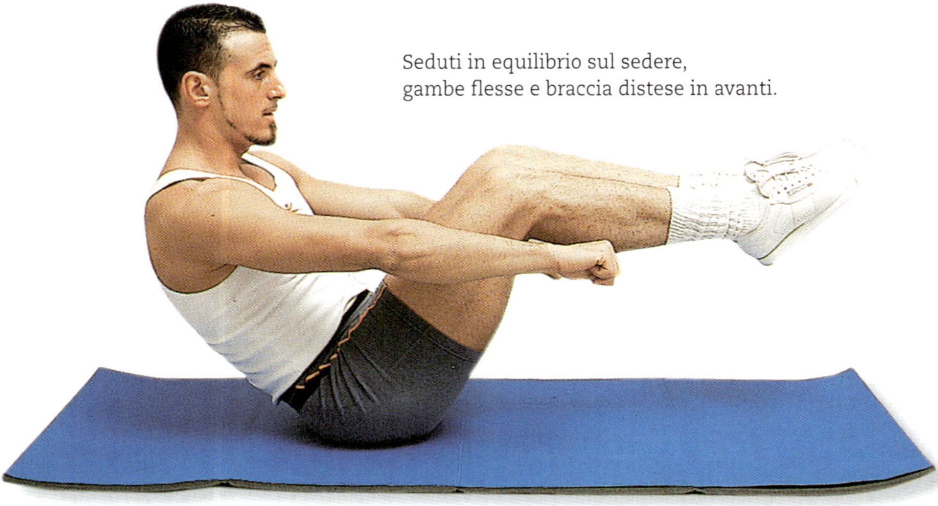

Seduti in equilibrio sul sedere, gambe flesse e braccia distese in avanti.

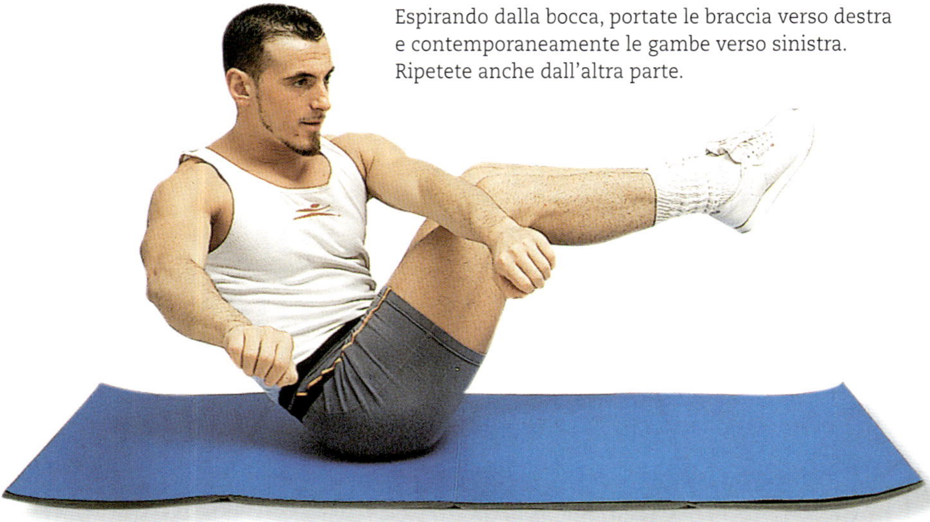

Espirando dalla bocca, portate le braccia verso destra e contemporaneamente le gambe verso sinistra. Ripetete anche dall'altra parte.

- Indicato per professionisti e atleti

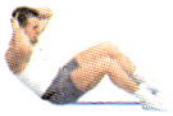

ROTAZIONE SIMULTANEA DI BUSTO E UNA GAMBA ALLA VOLTA IN EQUILIBRIO

- 3 serie da 12 ripetizioni
- pausa 45 secondi

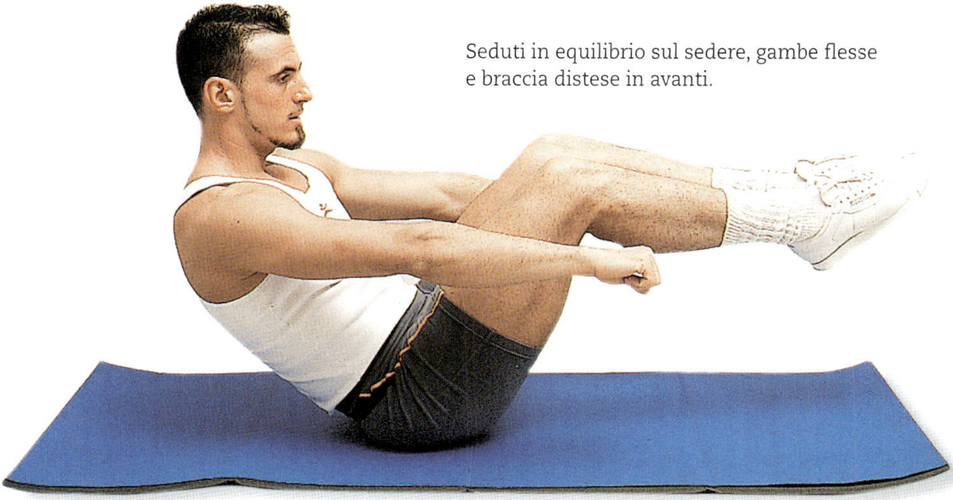

Seduti in equilibrio sul sedere, gambe flesse e braccia distese in avanti.

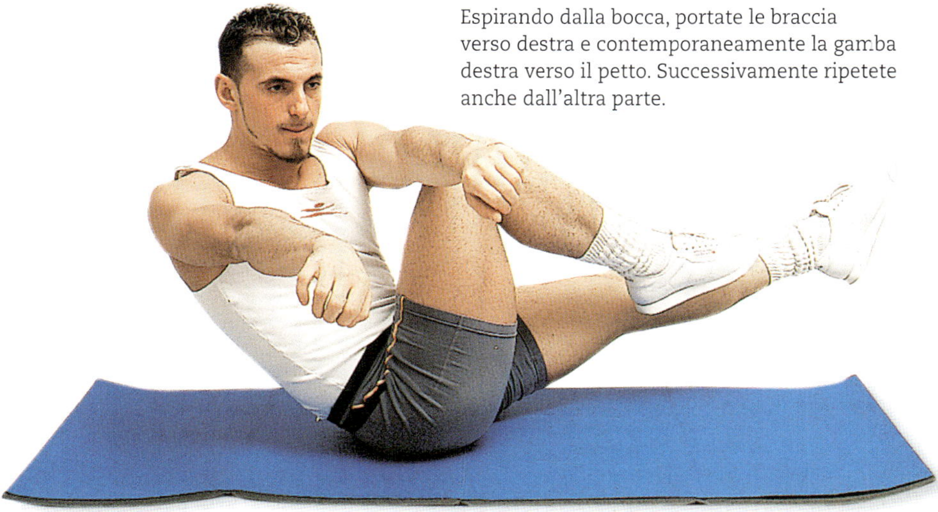

Espirando dalla bocca, portate le braccia verso destra e contemporaneamente la gamba destra verso il petto. Successivamente ripetete anche dall'altra parte.

- Indicato per professionisti e atleti

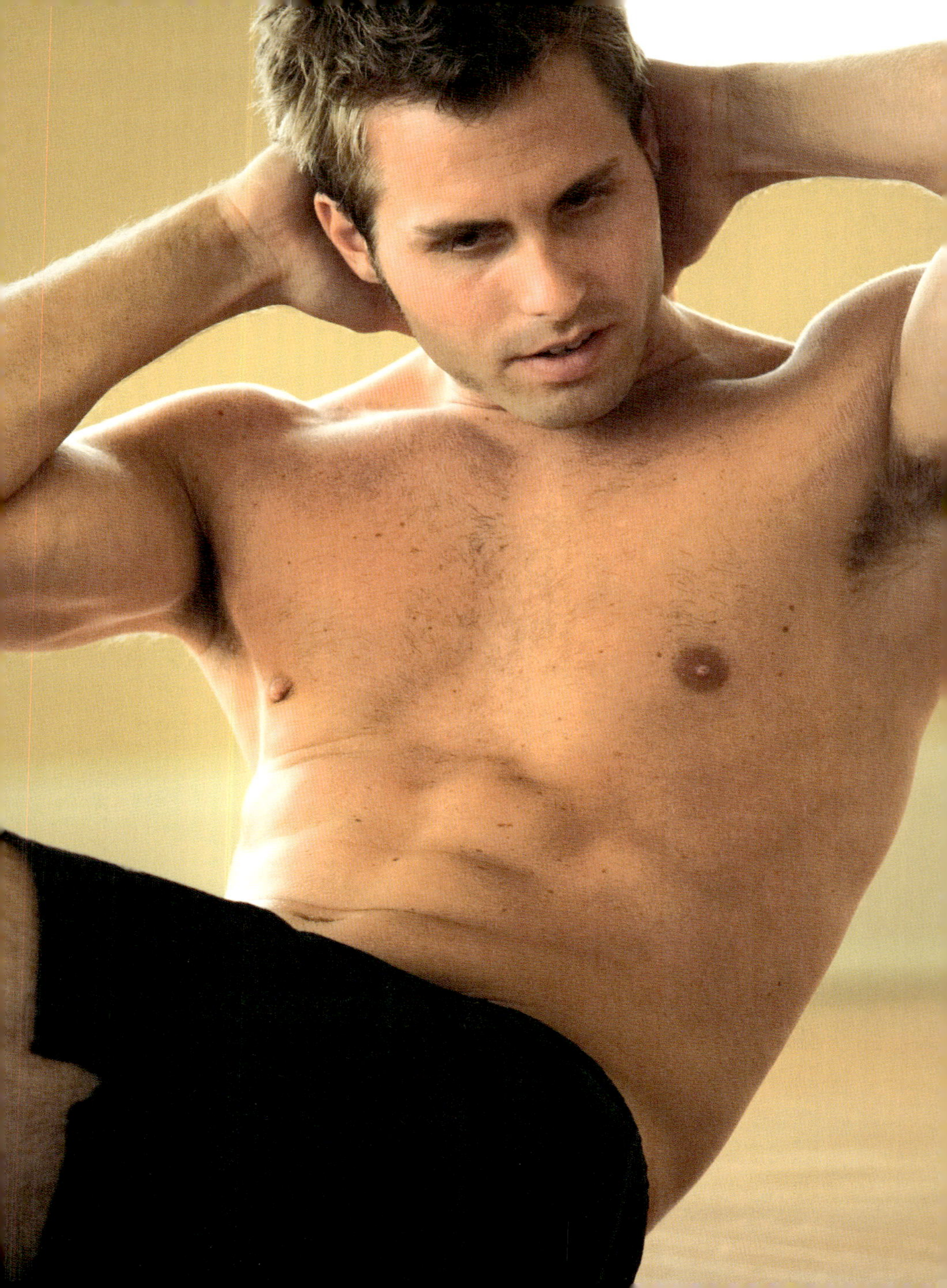

ADDOMINALI BASSI

Gli addominali bassi lavorano particolarmente nel momento in cui c'è una flessione degli arti inferiori sul bacino. L'esercizio base è il sit up inverso.

REVERSE CRUNCH

- 3 serie da 15 ripetizioni
- pausa 35 secondi

Supini, con la schiena in appoggio, gambe flesse e sollevate da terra, braccia leggermente piegate dietro la testa.

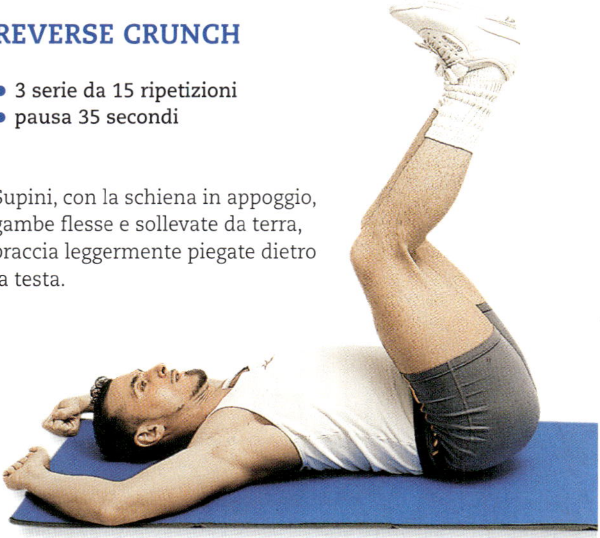

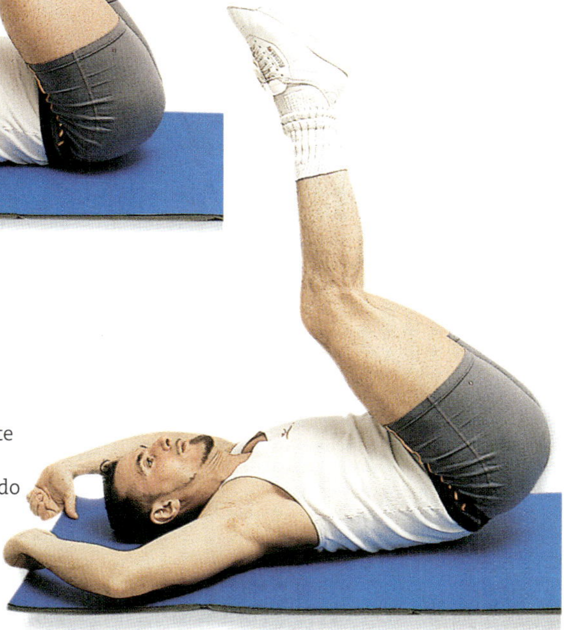

Espirando dalla bocca, portate lentamente le ginocchia verso il petto e cercate di spingere le gambe verso l'alto staccando leggermente il bacino dal tappetino.

- **Indicato per chi pratica fitness e per i professionisti**

REVERSE CRUNCH CON GAMBE APPOGGIATE ALLA PARETE

- 4 serie da 15 ripetizioni
- pausa 35 secondi

Supini, con la schiena in appoggio, gambe flesse e sollevate da terra con le piante dei piedi appoggiate alla parete, braccia leggermente piegate dietro la testa.

Espirando dalla bocca, portate lentamente le ginocchia verso il petto e cercate di spingere le gambe verso l'alto staccando leggermente il bacino dal tappetino.

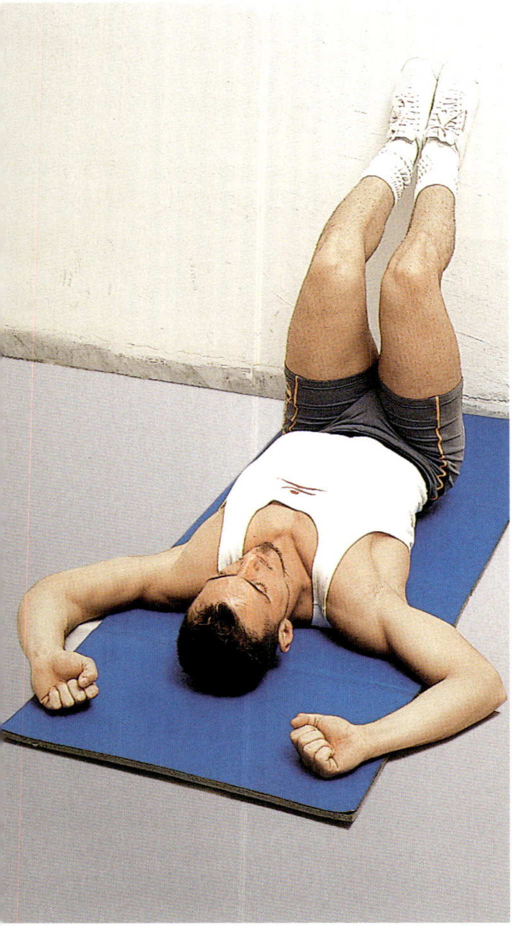

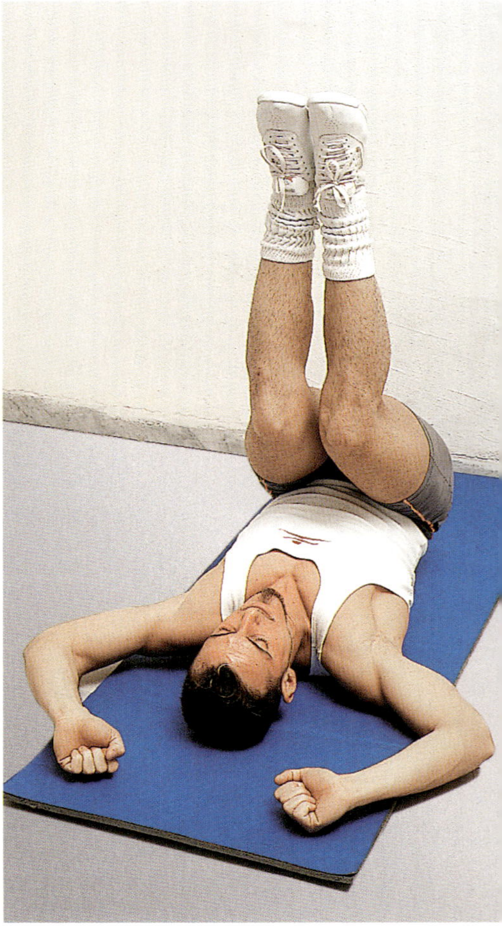

- Indicato per i sedentari e per chi ha problemi alla schiena

REVERSE CRUNCH CON GAMBE APPOGGIATE ALLA PANCA

- 4 serie da 15 ripetizioni
- pausa 35 secondi

Supini, con la schiena in appoggio, gambe piegate e appoggiate sulla panca, braccia tese sulla linea delle spalle.

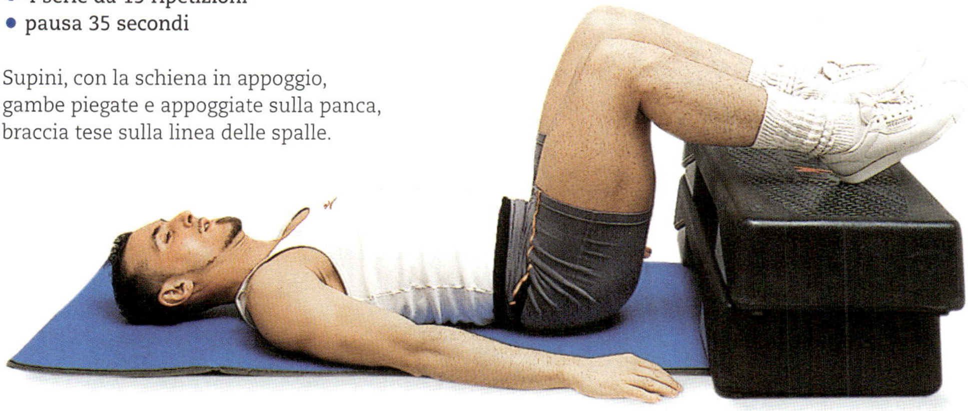

Espirando dalla bocca, portate lentamente le ginocchia verso il petto e cercate di spingere le gambe verso l'alto staccando leggermente il bacino dal tappetino.

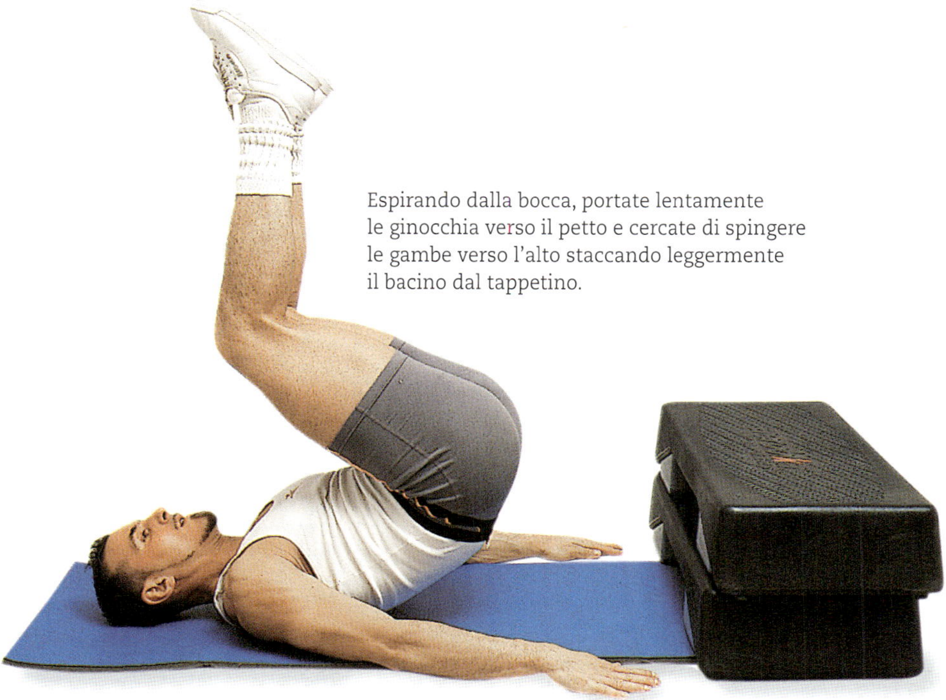

- Indicato per i sedentari e per chi ha problemi alla schiena

REVERSE CRUNCH CON GAMBE ACCAVALLATE

- 3 serie da 15 ripetizioni
- pausa 35 secondi

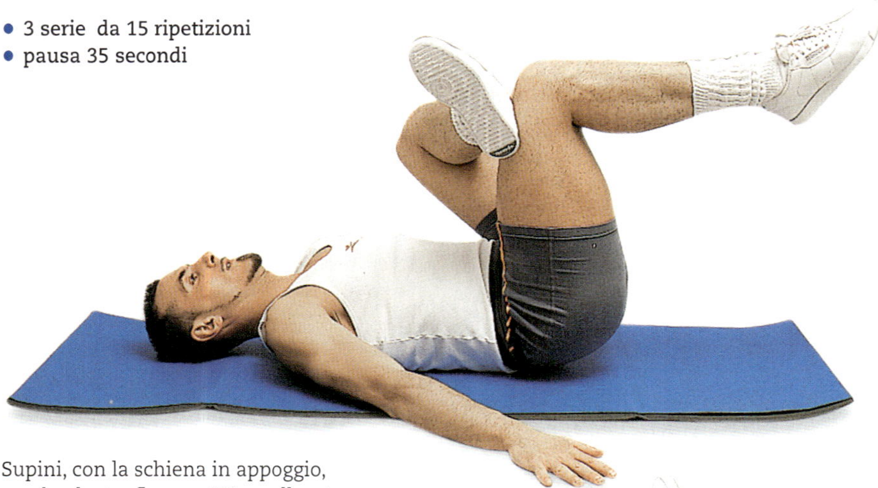

Supini, con la schiena in appoggio, gamba destra flessa a 90° e sollevata da terra, la sinistra sollevata da terra e accavallata sul ginocchio della gamba destra, le braccia tese a terra lungo i fianchi.

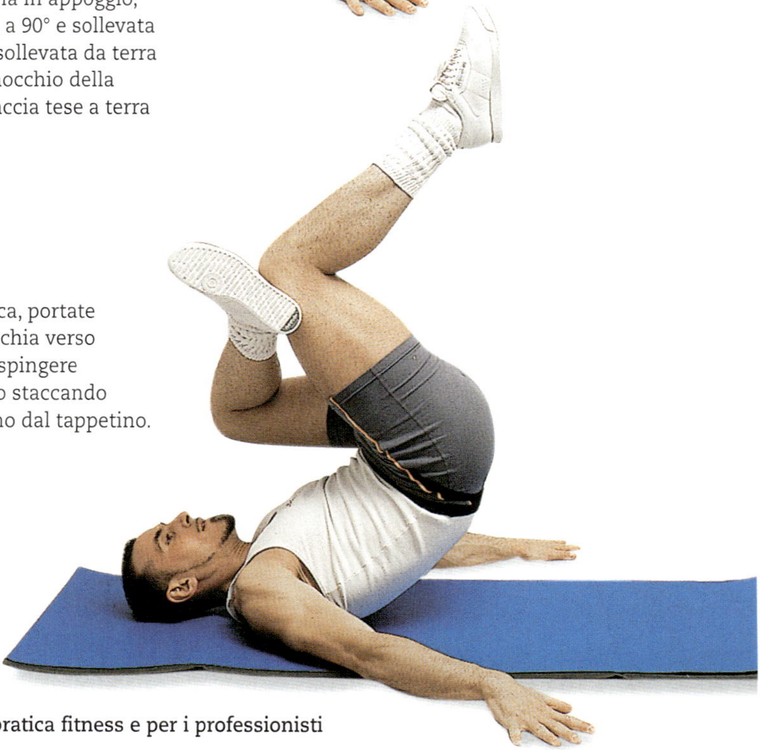

Espirando dalla bocca, portate lentamente le ginocchia verso il petto e cercate di spingere le gambe verso l'alto staccando leggermente il bacino dal tappetino.

- Indicato per chi pratica fitness e per i professionisti

SCAMBI A GAMBE SOLLEVATE

- 3 serie da 15 ripetizioni
- pausa 40 secondi

Supini, con la schiena in appoggio, gambe flesse e sollevate da terra, braccia che impugnano due manubri, piegate a 90° dietro la testa.

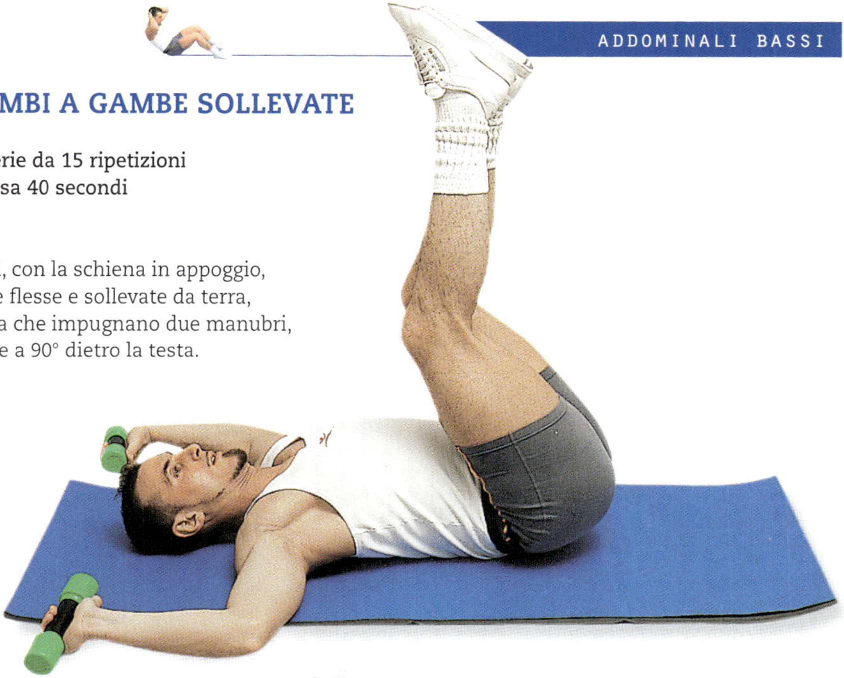

Espirando dalla bocca, abbassate e rialzate le gambe alternativamente senza far loro toccare terra e senza inarcare la schiena.

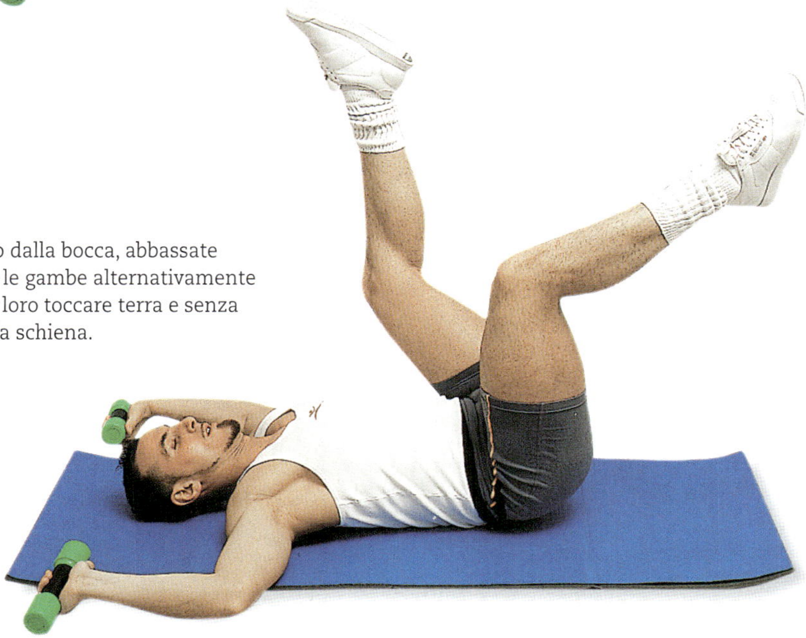

- Indicato per professionisti e atleti

SIT UP INVERSO

- 2-3 serie da 12 ripetizioni
- pausa 35 secondi

Seduti, mani dietro la nuca, busto sollevato verticalmente e gambe piegate con piante dei piedi appoggiate a terra.

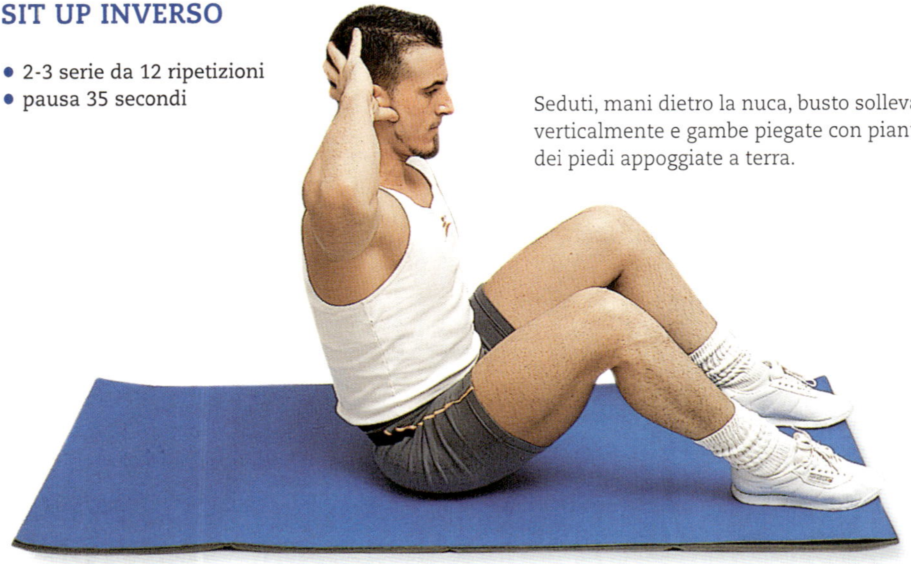

Espirando dalla bocca, scendete lentamente con la schiena verso il tappetino, appoggiando in successione la zona dorsale, le spalle e la testa.

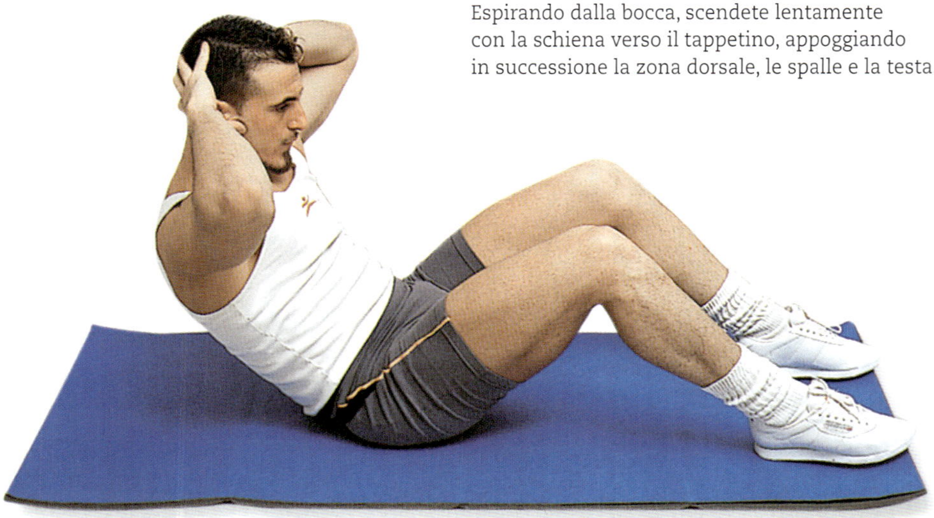

- Indicato per chi pratica fitness e non ha problemi di schiena

FLESSIONE GAMBE AL PETTO IN APPOGGIO SUI GOMITI

- 3 serie da 12 ripetizioni
- pausa 35 secondi

Supini, in appoggio sui gomiti, con la schiena sollevata e con le gambe flesse verso il petto quasi a 90°.

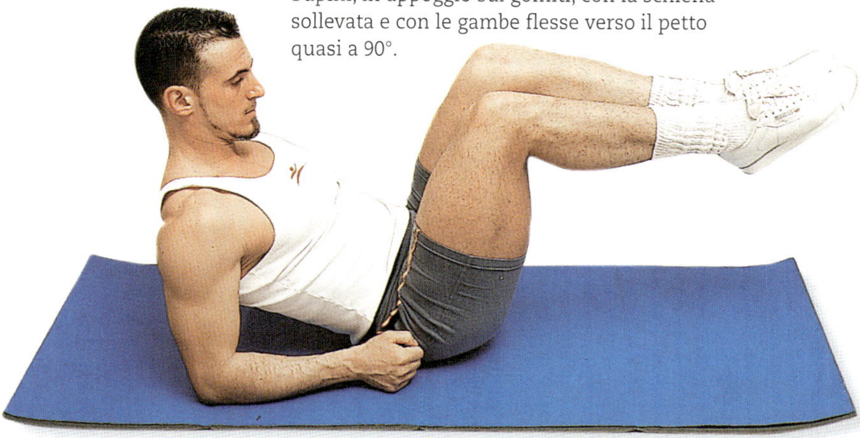

Espirando dalla bocca, estendete e flettete alternativamente le gambe verso il petto, tenendole parallele al suolo.

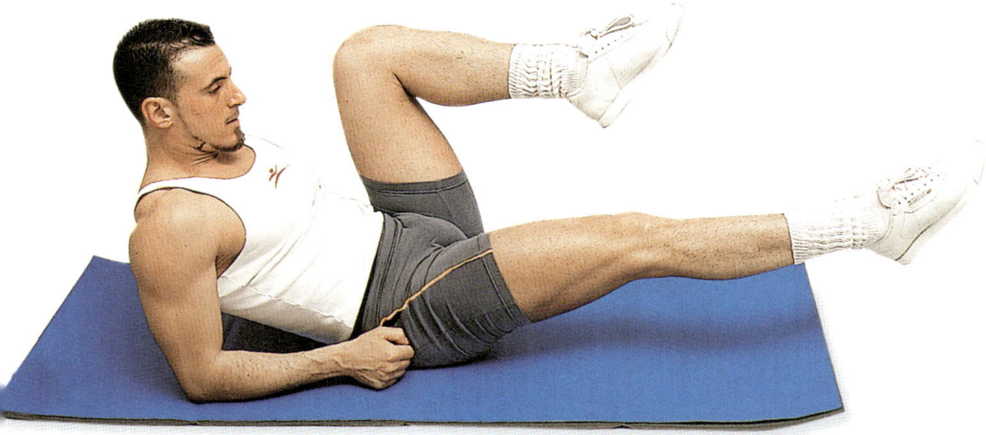

- Indicato per persone che non hanno problemi di schiena

SFORBICIATE DA SUPINO

- 3 serie da 12 ripetizioni
- pausa 40 secondi

Supini, con la schiena in appoggio, gambe tese, staccate da terra e parallele al suolo; braccia lungo i fianchi e spalle leggermente sollevate.

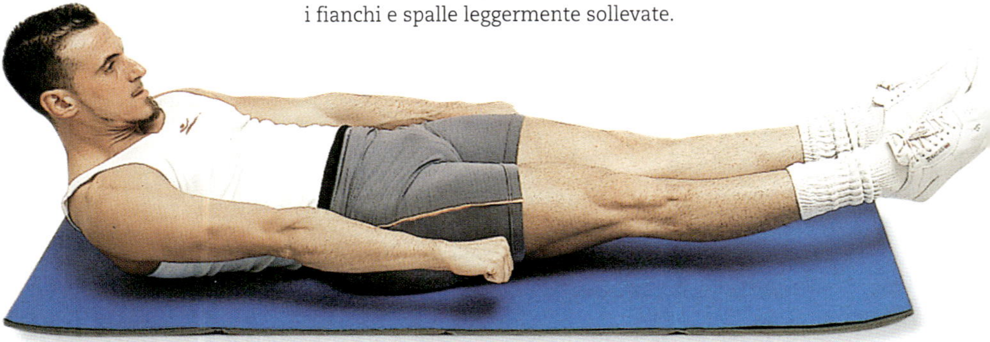

Espirando dalla bocca, effettuate delle sforbiciate sul piano sagittale e in senso verticale.

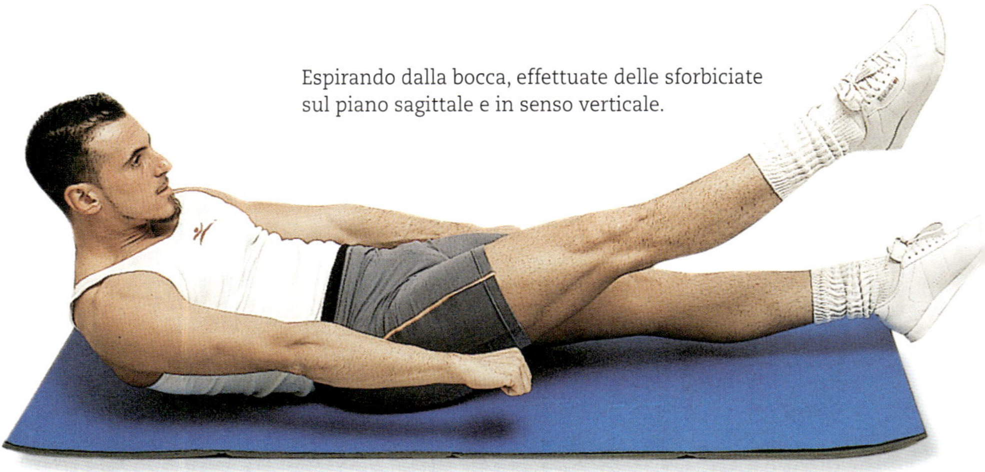

- Indicato per professionisti e atleti, ma, soprattutto, per chi non ha problemi di schiena

BICICLETTA DA SUPINO A GAMBE UNITE

- 3 serie da 12 ripetizioni
- pausa 40 secondi

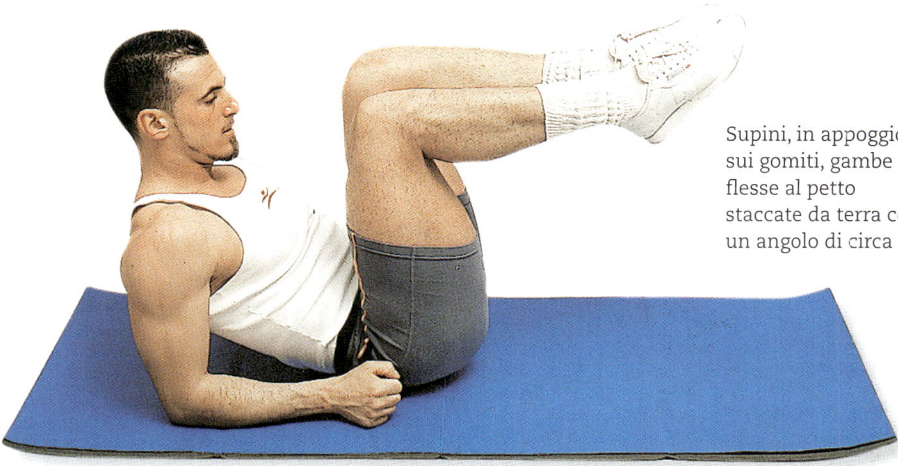

Supini, in appoggio sui gomiti, gambe flesse al petto staccate da terra con un angolo di circa 90°.

Espirando dalla bocca, distendete e flettete tutte e due le gambe, senza toccare terra.

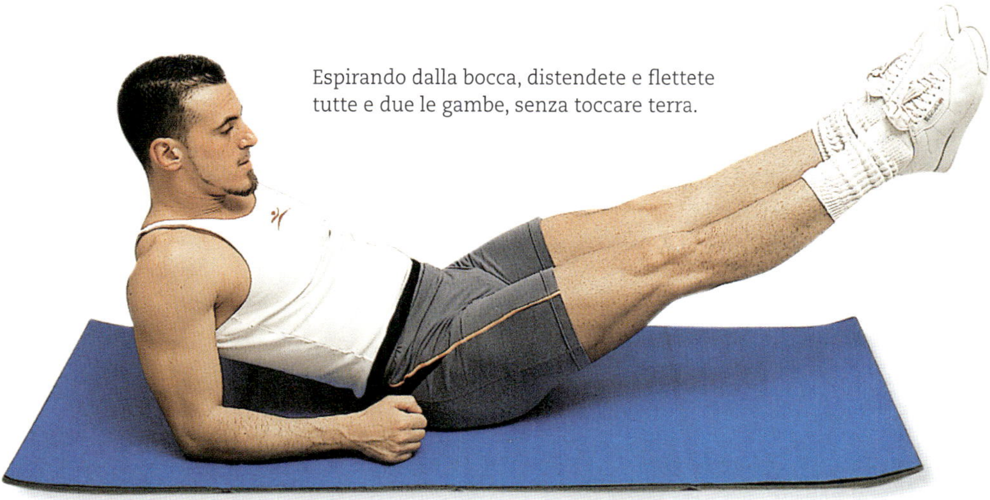

- Indicato per gli sportivi e per chi non soffre di mal di schiena

SOLLEVAMENTO DI UNA GAMBA CON L'ALTRA FLESSA SUL PETTO

- 3 serie da 15 ripetizioni
- pausa 30 secondi

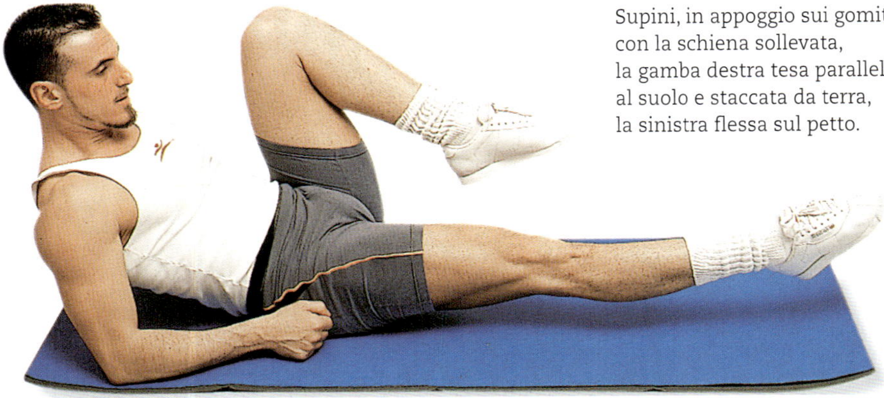

Supini, in appoggio sui gomiti, con la schiena sollevata, la gamba destra tesa parallela al suolo e staccata da terra, la sinistra flessa sul petto.

Espirando dalla bocca, sollevate la gamba destra tesa in verticale.

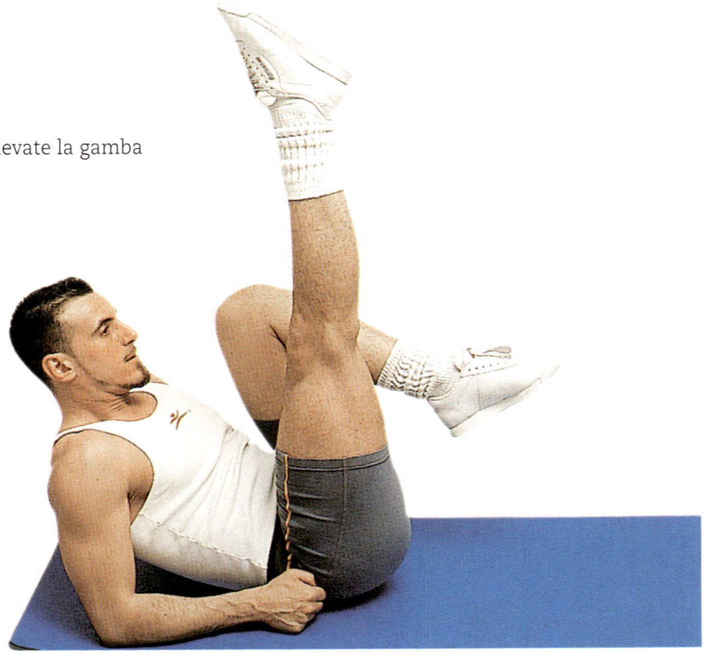

- Indicato per gli sportivi e per chi non soffre di mal di schiena

SOLLEVAMENTO DI UNA GAMBA CON L'ALTRA TESA A 60°

- 3 serie da 12 ripetizioni
- pausa 35 secondi

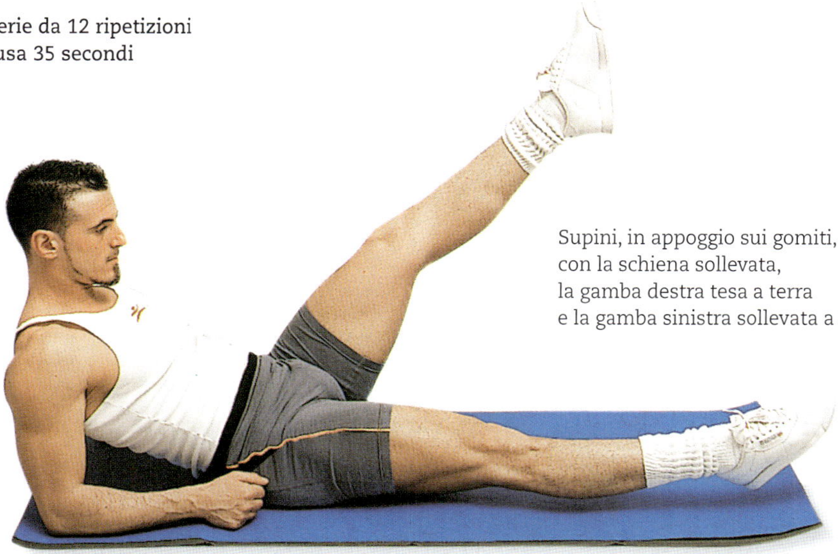

Supini, in appoggio sui gomiti, con la schiena sollevata, la gamba destra tesa a terra e la gamba sinistra sollevata a 60°.

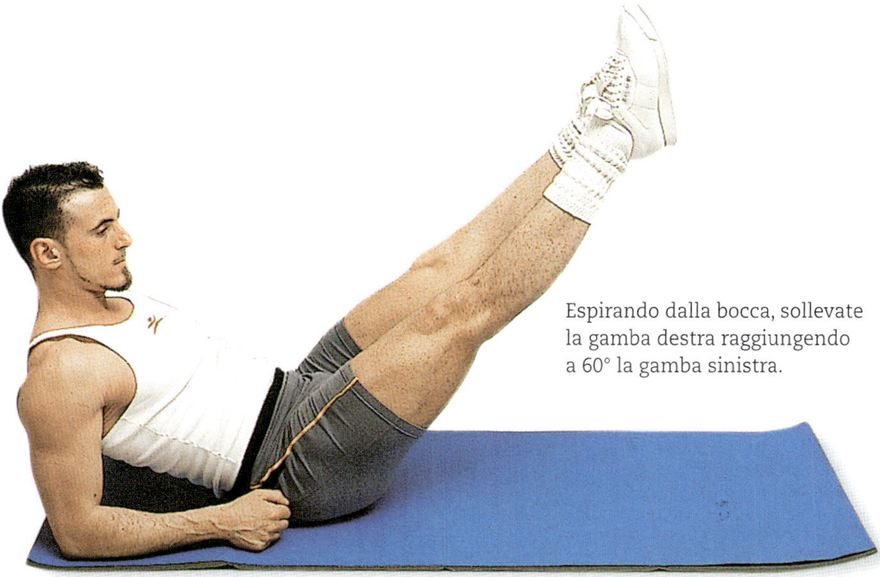

Espirando dalla bocca, sollevate la gamba destra raggiungendo a 60° la gamba sinistra.

- Indicato per persone già allenate e per chi non ha problemi di schiena

FLESSIONE DEL GINOCCHIO AL PETTO CON L'ALTRO TESO A 45°

- 3 serie da 12 ripetizioni
- pausa 35 secondi

Supini, in appoggio sulle mani, con i glutei sul tappetino, il busto e le gambe unite a 45°.

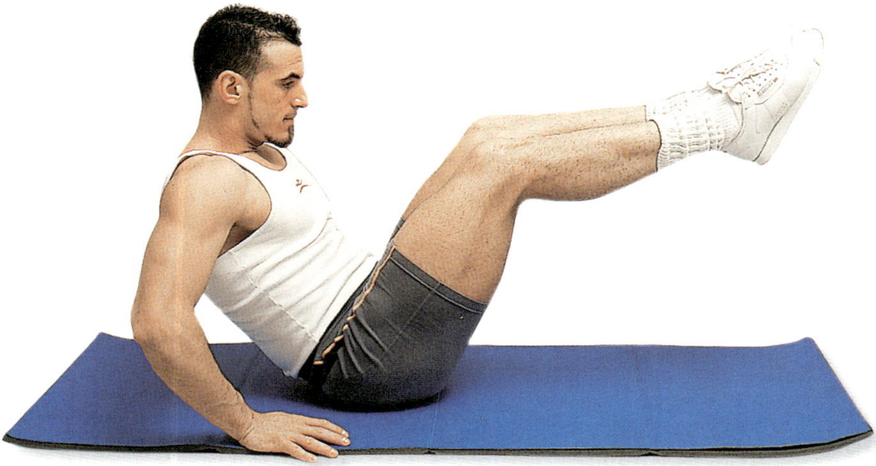

Espirando dalla bocca, portate il ginocchio destro verso il petto e successivamente ripetete anche con il sinistro.

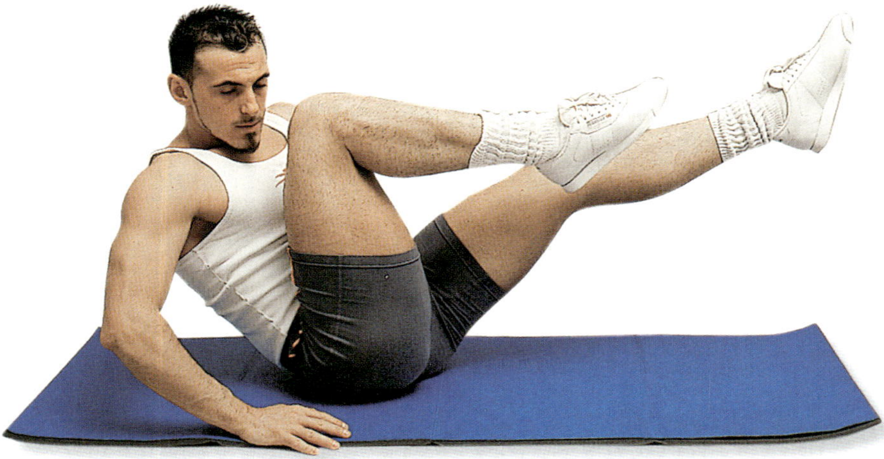

- Indicato per chi già pratica sport e non ha nessun problema alla schiena

SLANCIO DELLE GAMBE TESE VERSO L'ALTO

- 3 serie da 12 ripetizioni
- pausa 30 secondi

Supini con le mani sotto i glutei, le gambe tese in verticale e il bacino a terra.

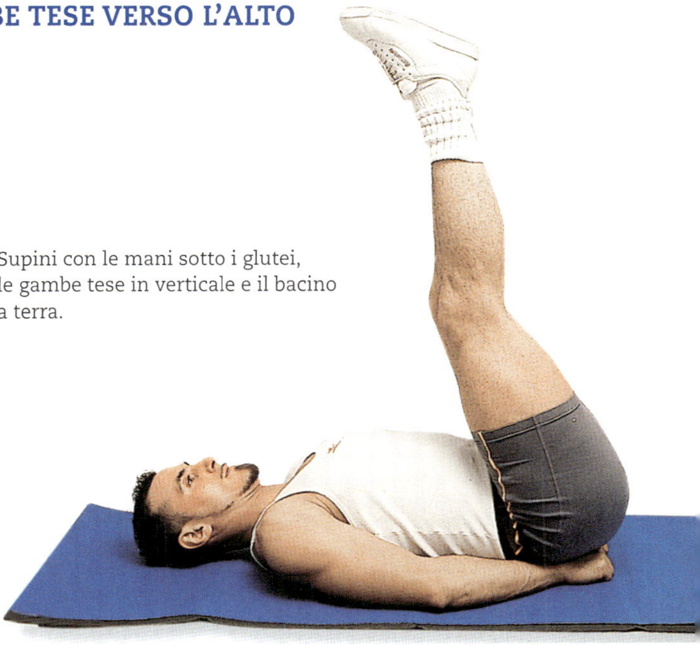

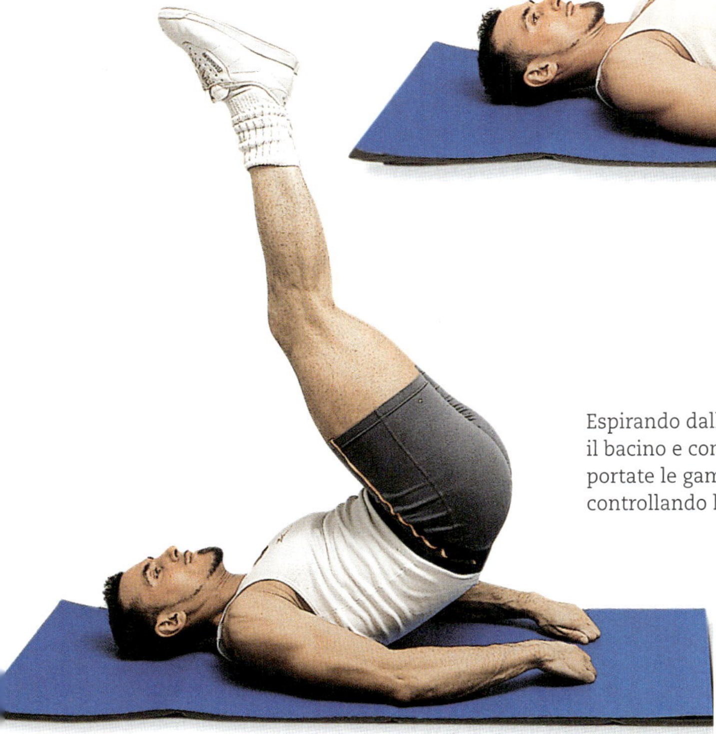

Espirando dalla bocca, sollevate il bacino e contemporaneamente portate le gambe unite verso l'alto controllando la fase di discesa.

- Indicato sia per i principianti sia per i professionisti

SFORBICIATA VERTICALE CON GAMBE A 30°

- 3 serie da 12 ripetizioni
- pausa 30 secondi

Supini, in appoggio sui gomiti, con la schiena sollevata e le gambe tese a 30°.

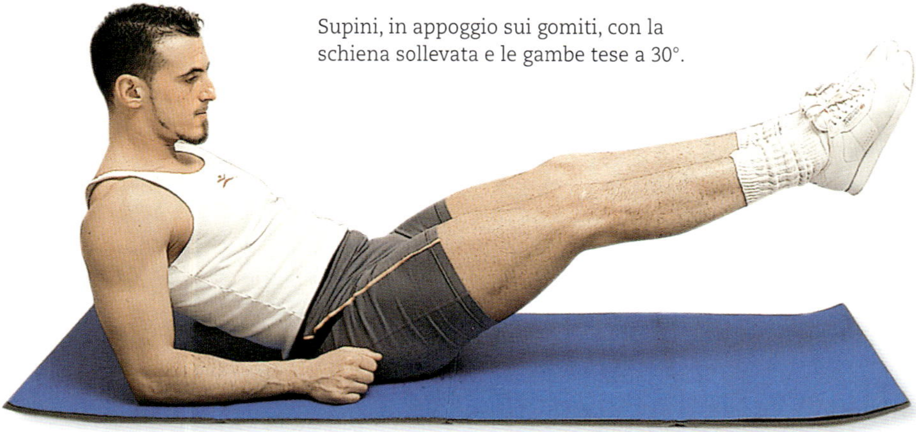

Espirando dalla bocca, eseguite delle sforbiciate in verticale sul piano sagittale.

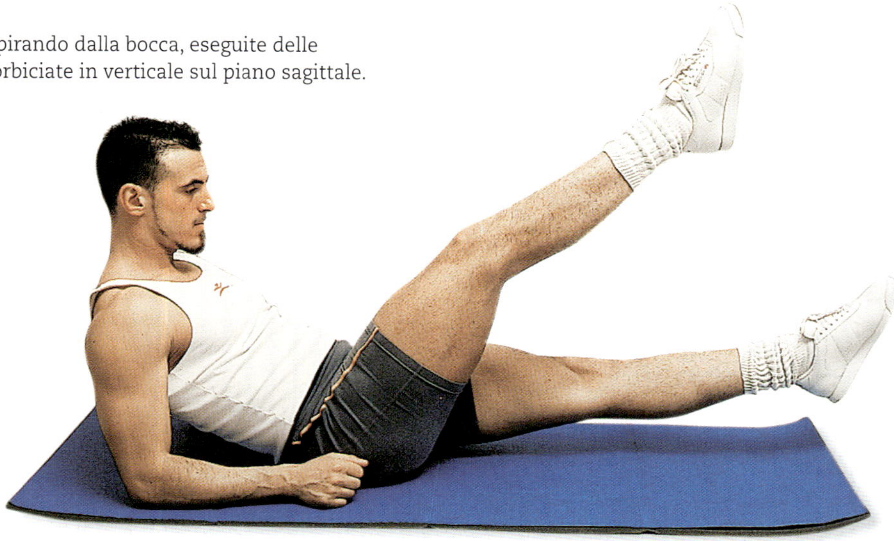

- Indicato per chi non ha problemi di schiena e pratica sport di combattimento o di contatto

SFORBICIATA LATERALE CON GAMBE A 30°

- 3 serie da 12 ripetizioni
- pausa 30 secondi

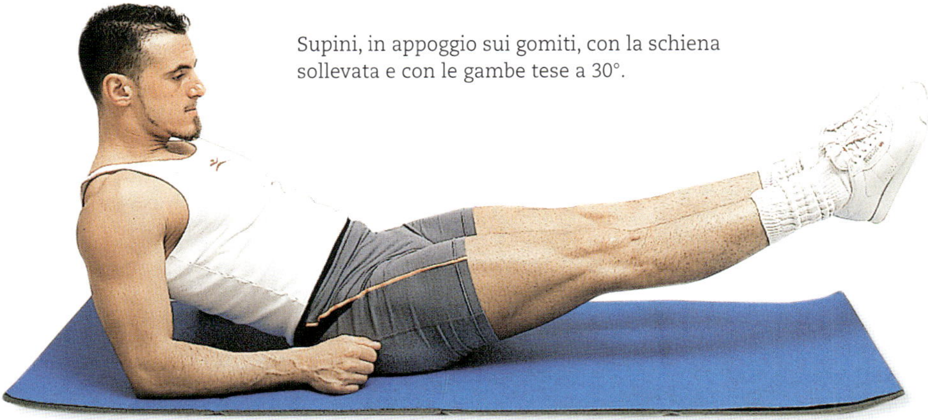

Supini, in appoggio sui gomiti, con la schiena sollevata e con le gambe tese a 30°.

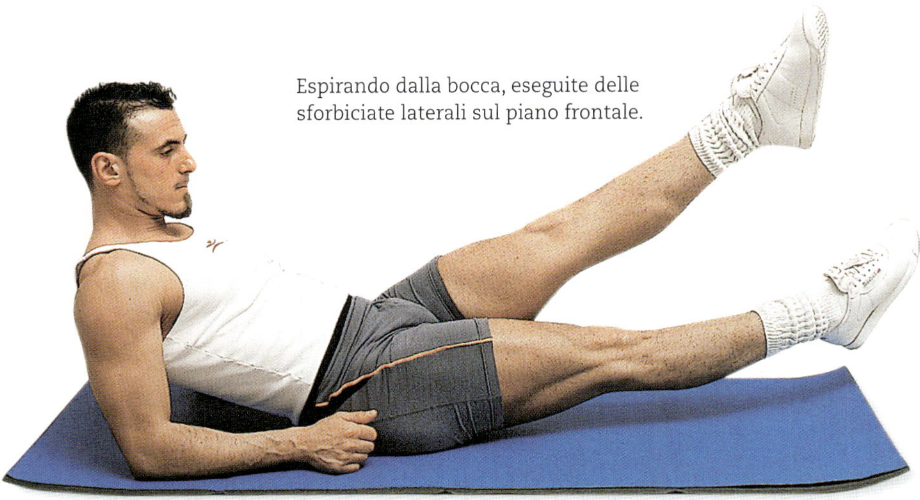

Espirando dalla bocca, eseguite delle sforbiciate laterali sul piano frontale.

- Indicato per chi non ha problemi di schiena e pratica sport di combattimento o di contatto

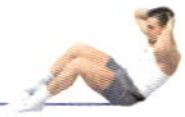

SOLLEVAMENTO SIMULTANEO DI BUSTO E GAMBE IN EQUILIBRIO SUI GLUTEI

- 3 serie da 10 ripetizioni
- pausa 45 secondi

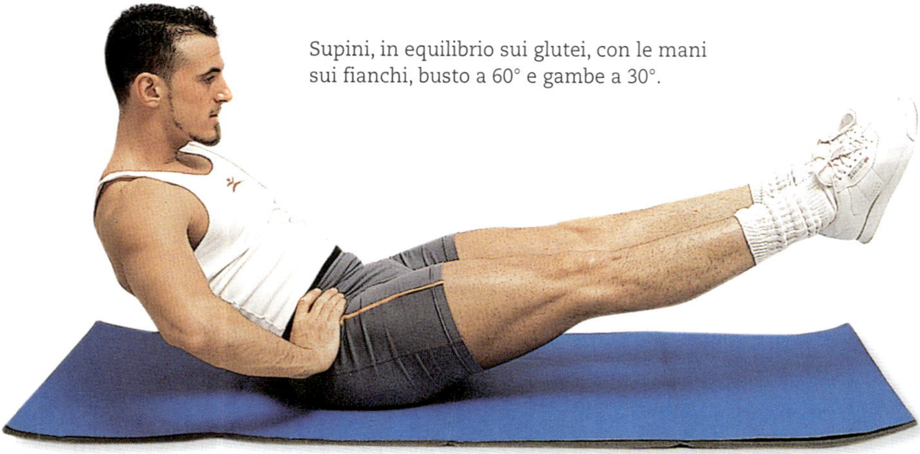

Supini, in equilibrio sui glutei, con le mani sui fianchi, busto a 60° e gambe a 30°.

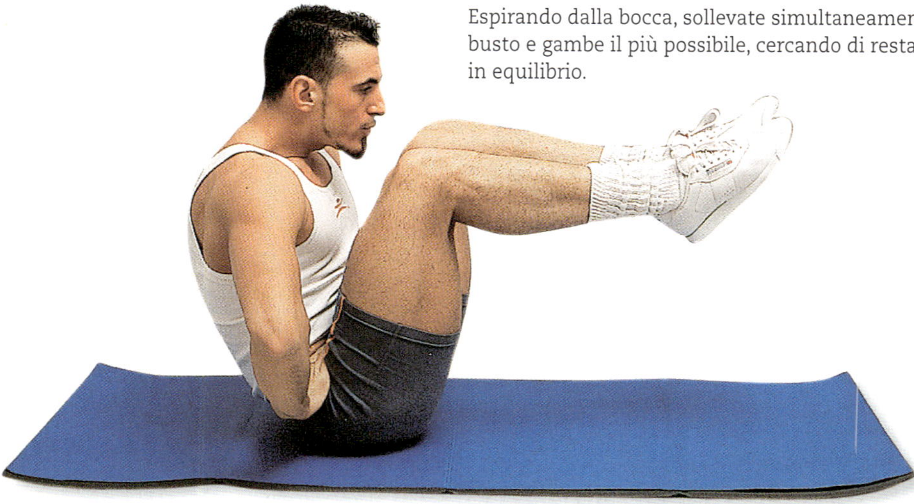

Espirando dalla bocca, sollevate simultaneamente busto e gambe il più possibile, cercando di restare in equilibrio.

- Indicato per professionisti e atleti

SOLLEVAMENTO DELLE GINOCCHIA AL PETTO ALLA SPALLIERA

- 3 serie da 12 ripetizioni
- pausa 30 secondi

In sospensione alla spalliera o alla sbarra fissa, con le gambe flesse a 90°.

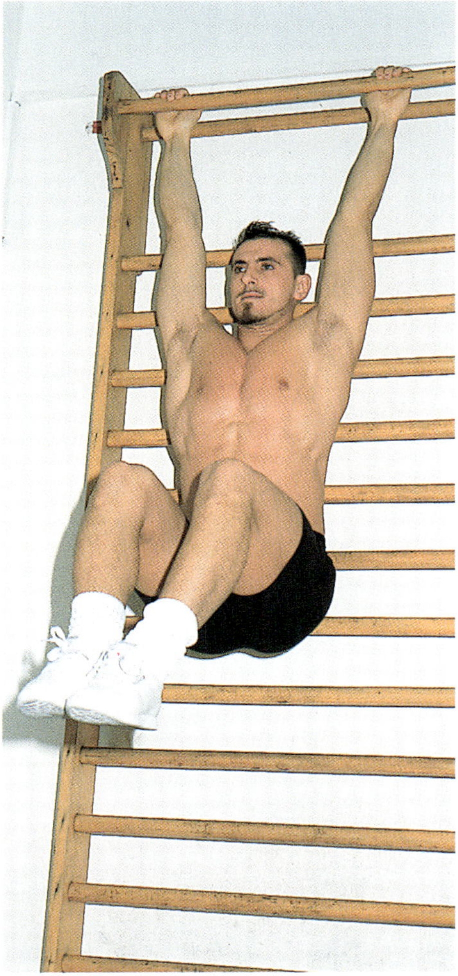

Espirando dalla bocca, portate le gambe verso il petto e ritornate nella stessa posizione.

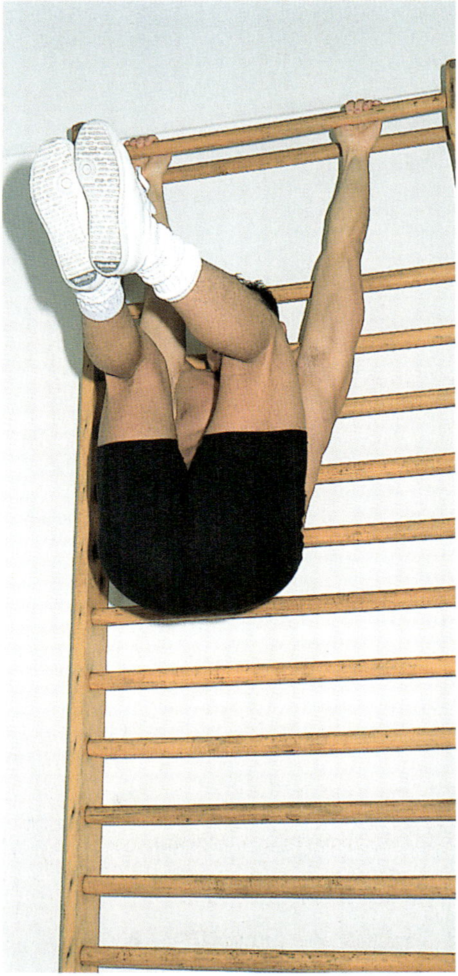

- Indicato per i professionisti e per le persone che non hanno problemi alla schiena

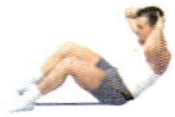

SQUADRA STATICA ALLA SPALLIERA

- 3 serie da 12 ripetizioni
- pausa 30 secondi

In sospensione alla spalliera o alla sbarra fissa, con le gambe tese a 90° in orizzontale.

Espirando dalla bocca, tenete la posizione per circa 15 secondi.

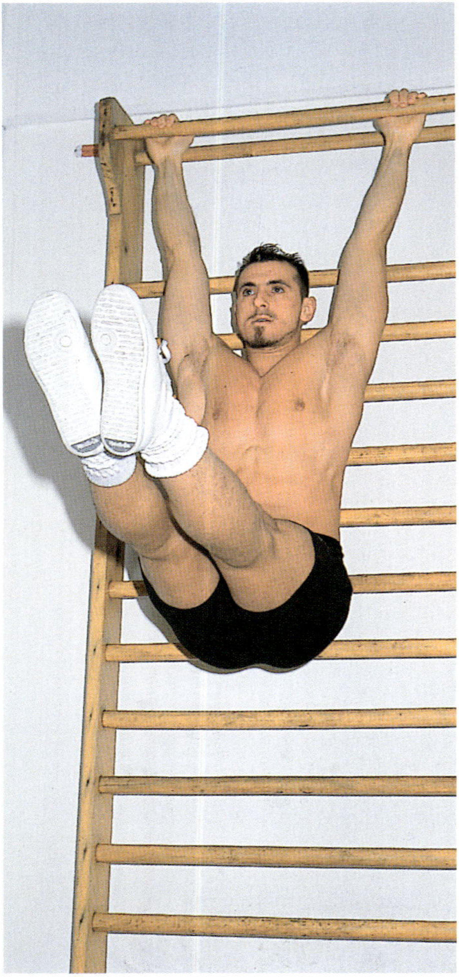

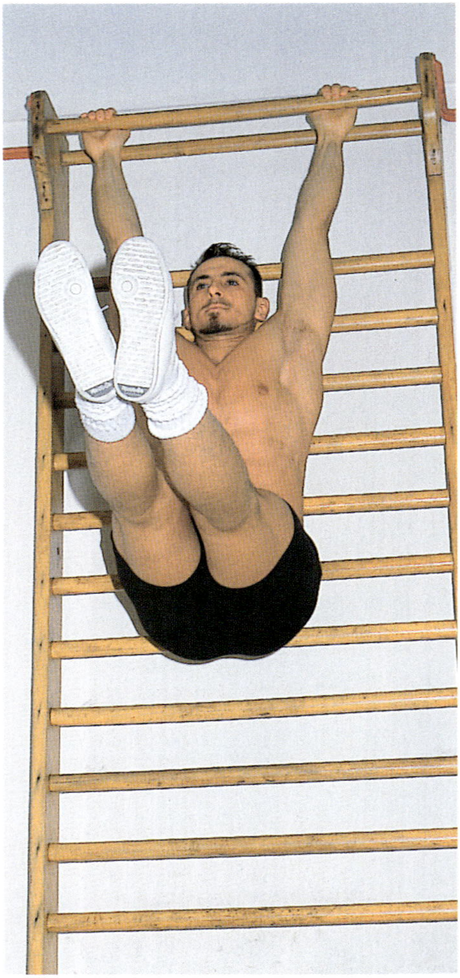

- Indicato per i professionisti e per le persone che non hanno problemi alla schiena

SQUADRA STATICA ALLA SPALLIERA CON GAMBE DIVARICATE

- 3 serie da 12 ripetizioni
- pausa 30 secondi

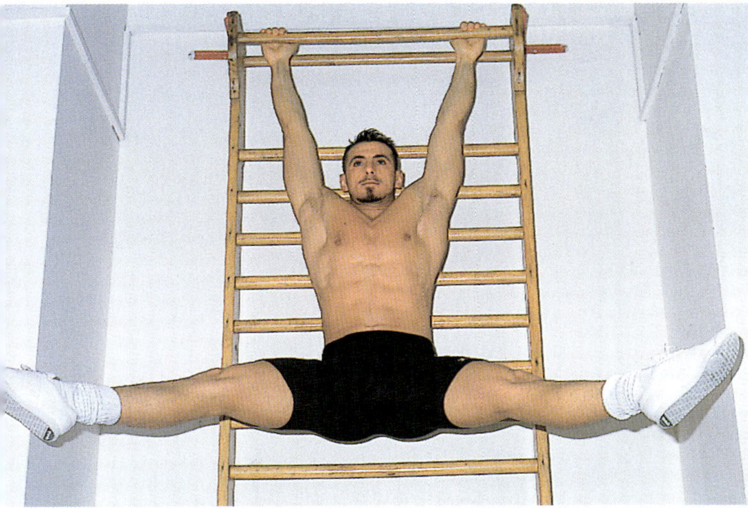

In sospensione alla spalliera o alla sbarra fissa, con le gambe tese a 90° in orizzontale e divaricate.

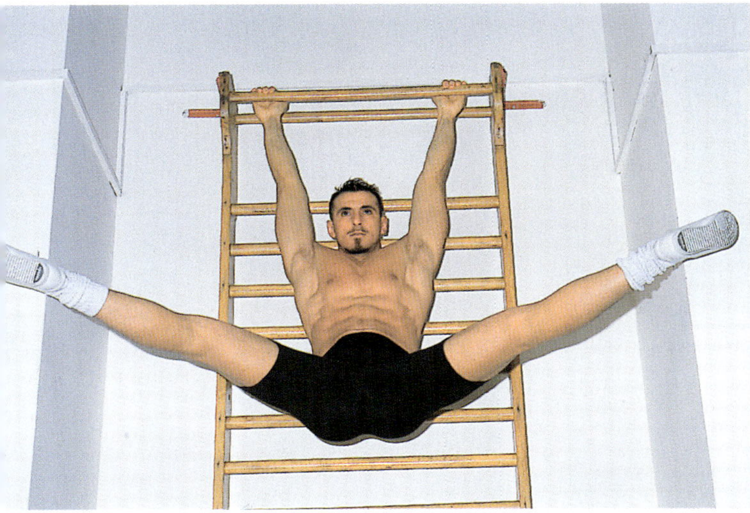

Espirando dalla bocca, tenete la posizione per circa 15 secondi.

- Indicato per i professionisti e per le persone che non hanno problemi alla schiena

SOLLEVAMENTO DELLE GAMBE IN ORIZZONTALE ALLA SPALLIERA

- 3 serie da 15 ripetizioni
- pausa 30 secondi

In sospensione alla spalliera o alla sbarra fissa, con le gambe tese in verticale.

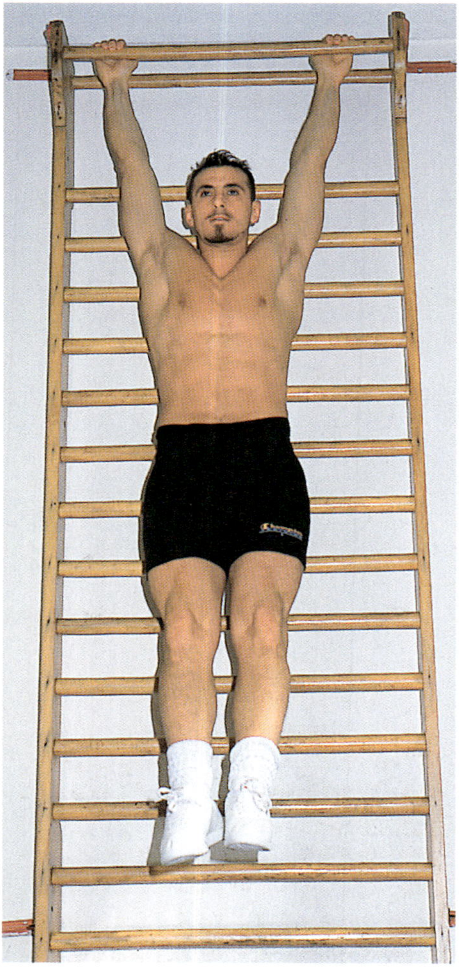

Espirando dalla bocca, sollevate le gambe tese fino a 90° in posizione orizzontale.

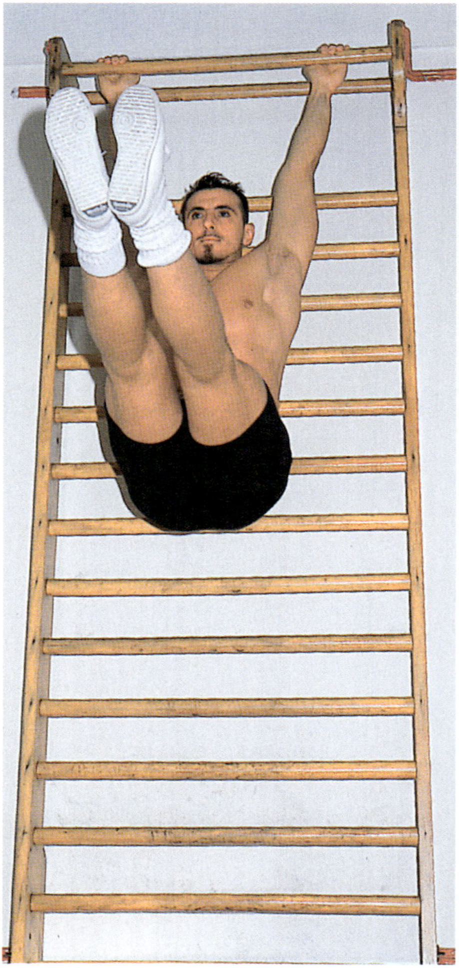

- Indicato per i professionisti e per le persone che non hanno problemi alla schiena

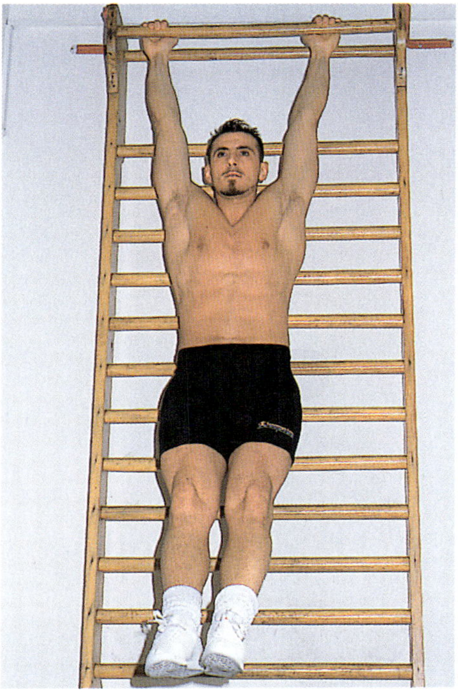

SOLLEVAMENTO DELLE GAMBE IN ORIZZONTALE ALLA SPALLIERA CON GAMBE DIVARICATE

- 3 serie da 12 ripetizioni
- pausa 30 secondi

In sospensione alla spalliera o alla sbarra fissa, con le gambe tese e unite a 30°.

Espirando dalla bocca, sollevate le gambe tese e divaricate fino a 90° in posizione orizzontale.

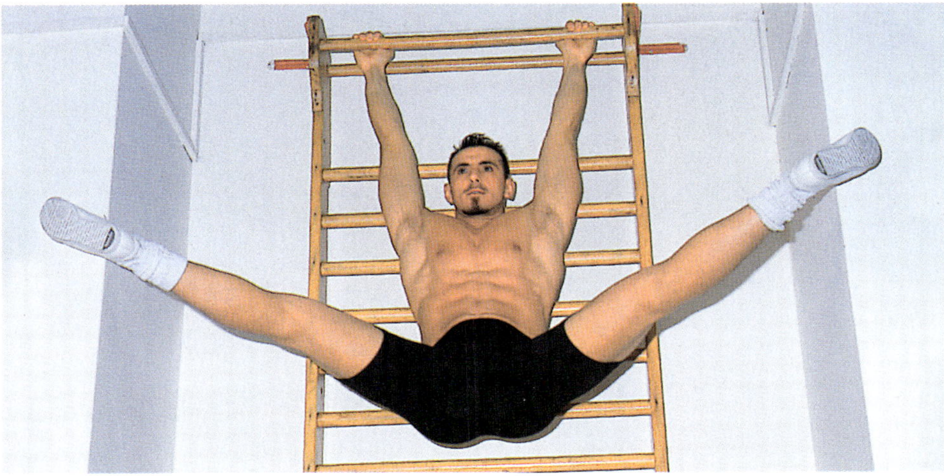

- Indicato per i professionisti e per le persone che non hanno problemi alla schiena

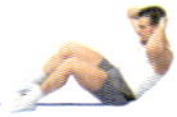

SOLLEVAMENTO DELLE GAMBE IN VERTICALE ALLA SPALLIERA

- 3 serie da 12 ripetizioni
- pausa 30 secondi

In sospensione alla spalliera o alla sbarra fissa, con le gambe in orizzontale a 90°.

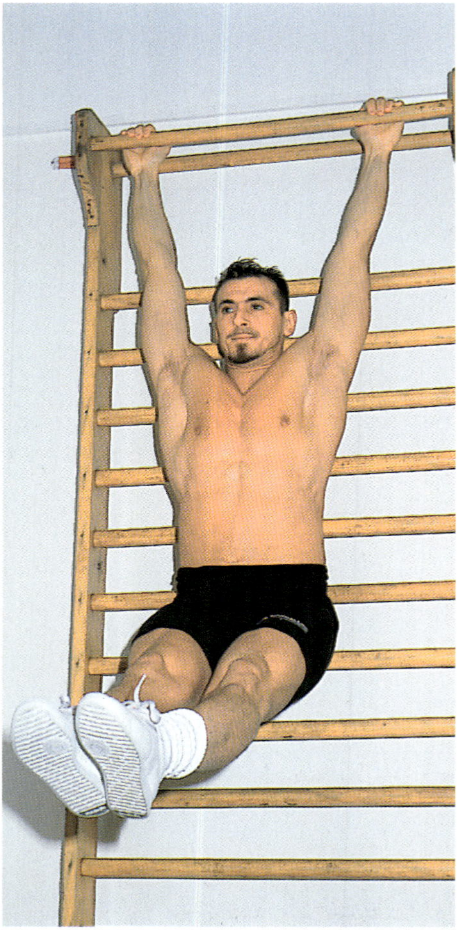

Espirando dalla bocca, sollevate le gambe tese avvicinandole il più possibile alla linea delle mani.

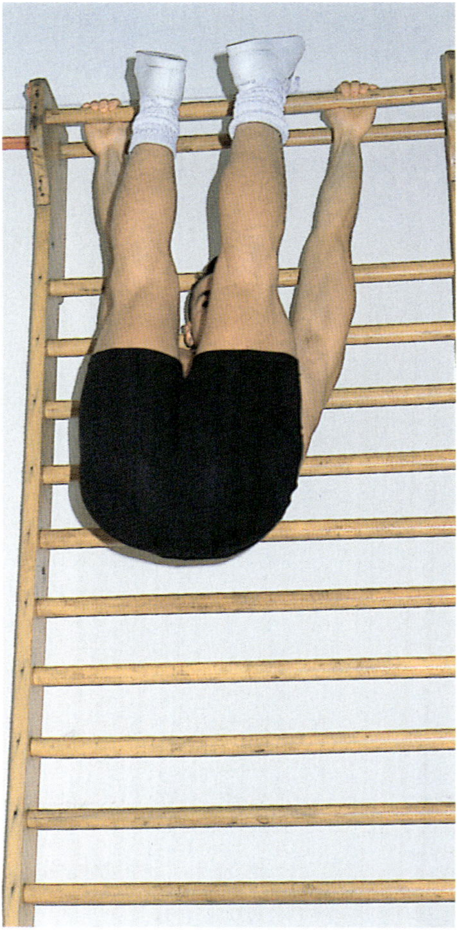

- Indicato per le persone che non hanno problemi alla schiena, per i professionisti e per chi è molto allenato

SOLLEVAMENTO DELLE GAMBE DIVARICATE IN VERTICALE ALLA SPALLIERA

- 3 serie da 12 ripetizioni
- pausa 30 secondi

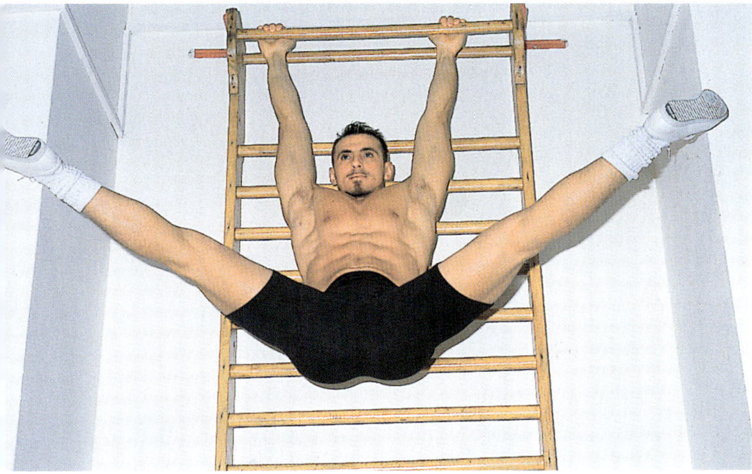

In sospensione alla spalliera o alla sbarra fissa, con le gambe divaricate, in orizzontale a 90°.

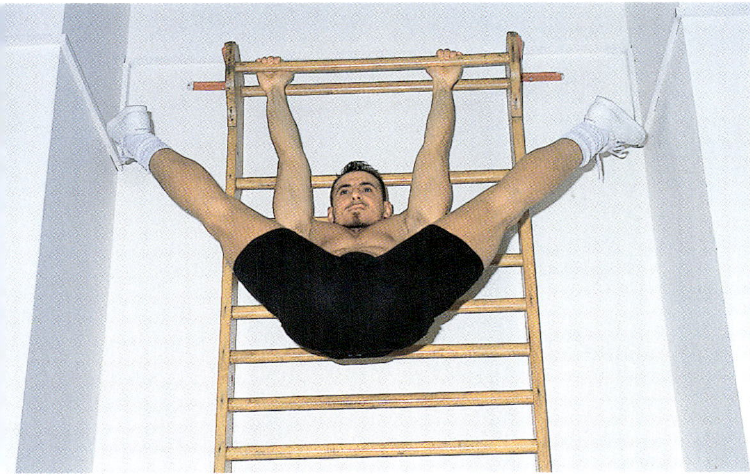

Espirando dalla bocca, sollevate le gambe tese e divaricate, avvicinandole il più possibile alla linea delle mani.

- Indicato per le persone che non hanno problemi alla schiena, per i professionisti e per chi è molto allenato

APPENDICE

Rafforzare gli addominali in casi particolari

A integrazione di un volume che vuole essere dedicato a tutti, proponiamo due gruppi di esercizi rivolti a situazioni particolari, come può essere quella che riguarda chi ha poco tempo a disposizione oppure le donne in gravidanza o dopo il parto.

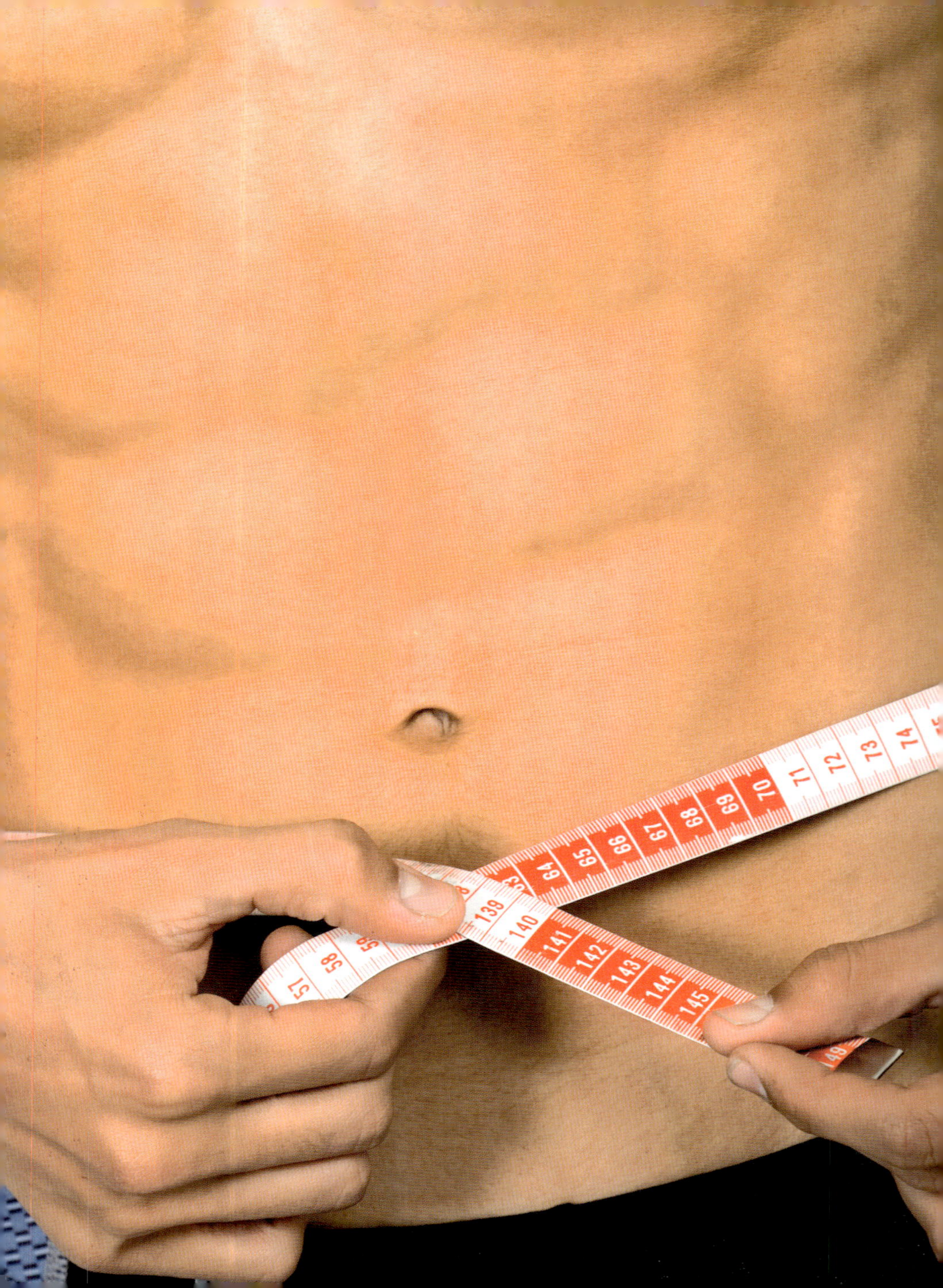

PER CHI HA POCO TEMPO

Per ovviare alla mancanza di tempo libero basta un semplice accorgimento: dedicare all'attività fisica anche solo cinque-sei minuti al giorno. Gli esercizi qui proposti sono particolarmente utili per mantenere una buona tonicità muscolare e vanno eseguiti con la dovuta concentrazione e con il massimo di ripetizioni fino a esaurimento delle forze.

SOLLEVAMENTO DELLE GAMBE FLESSE ALLA SPALLIERA

- **3 serie a esaurimento**
- **pausa 35 secondi**

In sospensione alla spalliera, mani all'ultimo piolo con la schiena in appoggio e le gambe flesse a 90°.

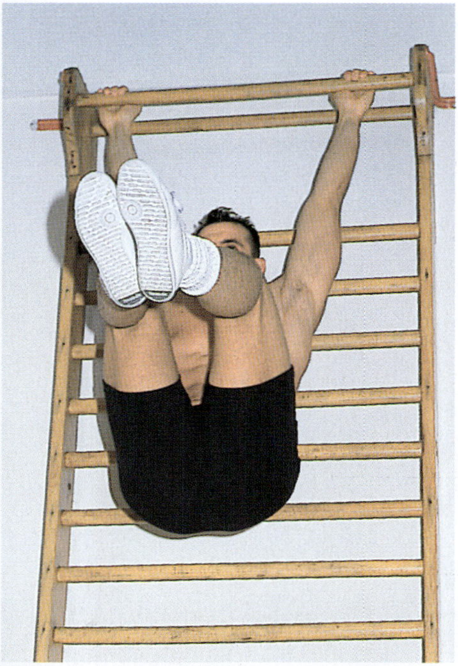

Espirando dalla bocca, avvicinate le gambe al petto.

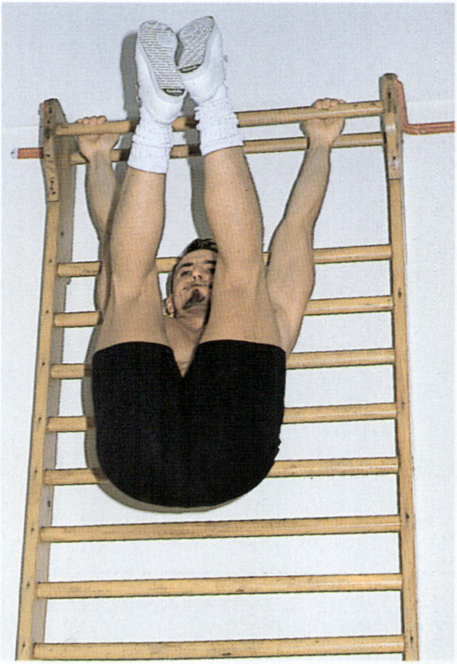

REVERSE CRUNCH

- 3 serie a esaurimento
- pausa 35 secondi

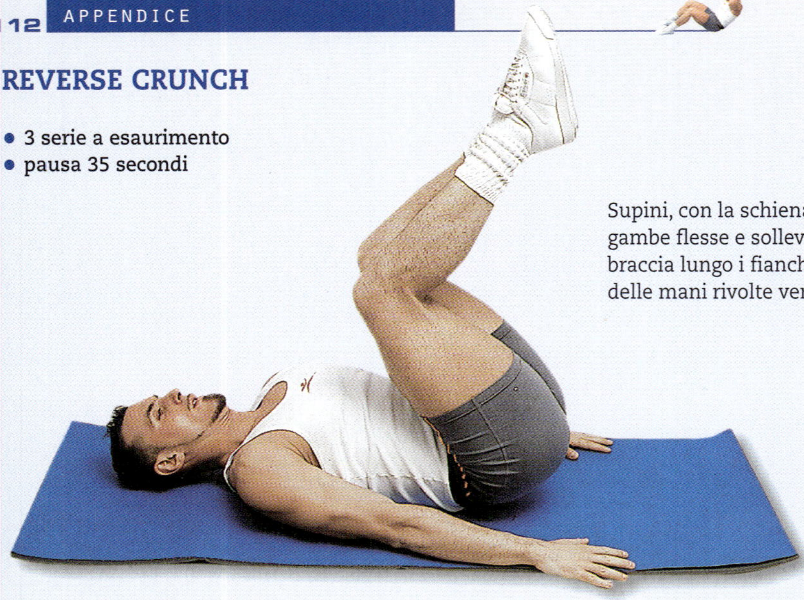

Supini, con la schiena in appoggio, gambe flesse e sollevate da terra, braccia lungo i fianchi con i palmi delle mani rivolte verso il basso.

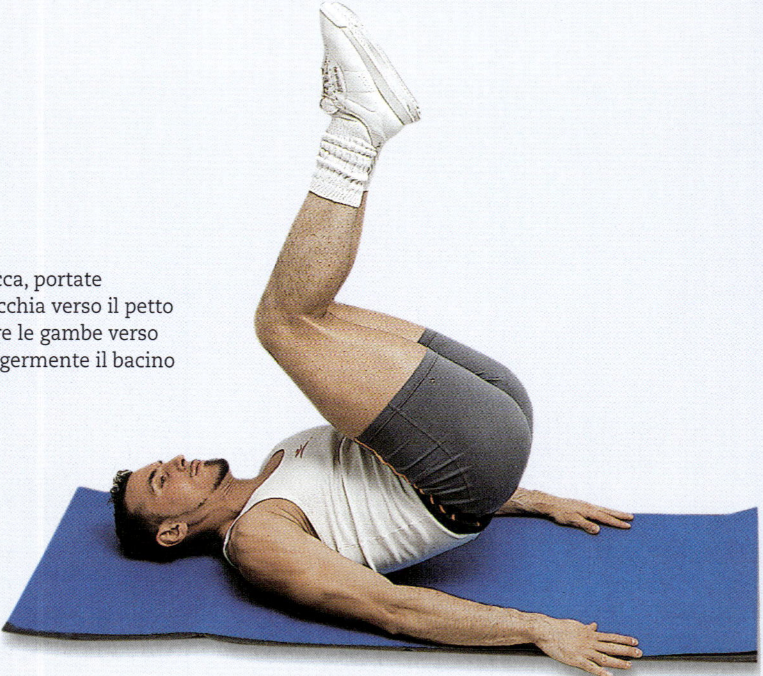

Espirando dalla bocca, portate lentamente le ginocchia verso il petto e cercate di spingere le gambe verso l'alto staccando leggermente il bacino dal tappetino.

TORSIONE DEL BUSTO A GAMBE TESE ORIZZONTALI AL SUOLO

- 3 serie a esaurimento
- pausa 40 secondi

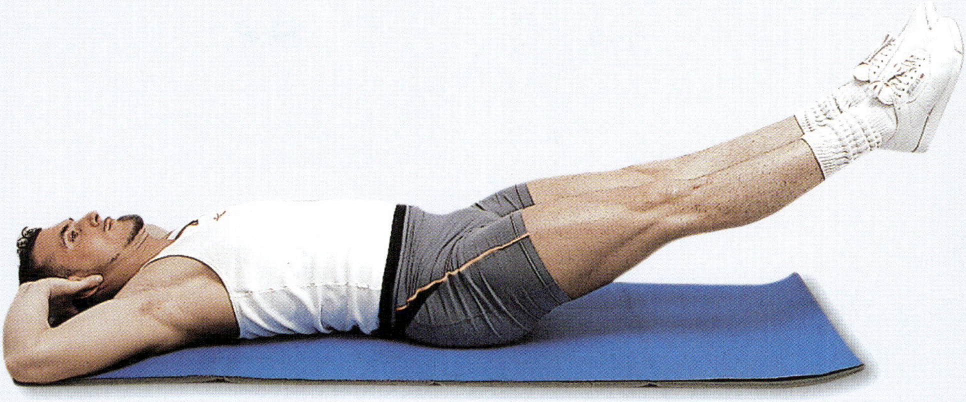

Supini, con la schiena in appoggio, mani dietro la nuca, gambe tese sollevate da terra orizzontali al suolo.

Espirando dalla bocca, flettete e distendete alternativamente le gambe, ruotando il busto e le braccia verso il ginocchio che si flette.

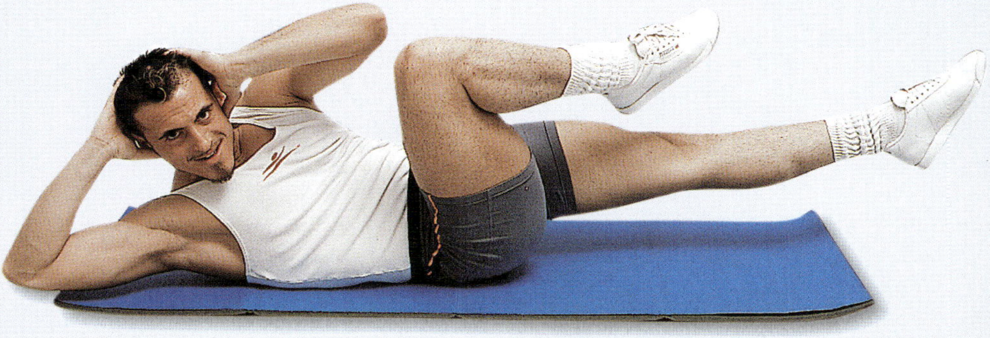

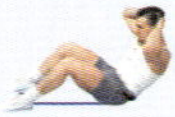

SOLLEVAMENTO DELLE GAMBE AL PETTO TRA DUE PANCHE

- 3 serie a esaurimento
- pausa 40 secondi

In appoggio con le mani
e le braccia tese su due panche,
le gambe sollevate e flesse.

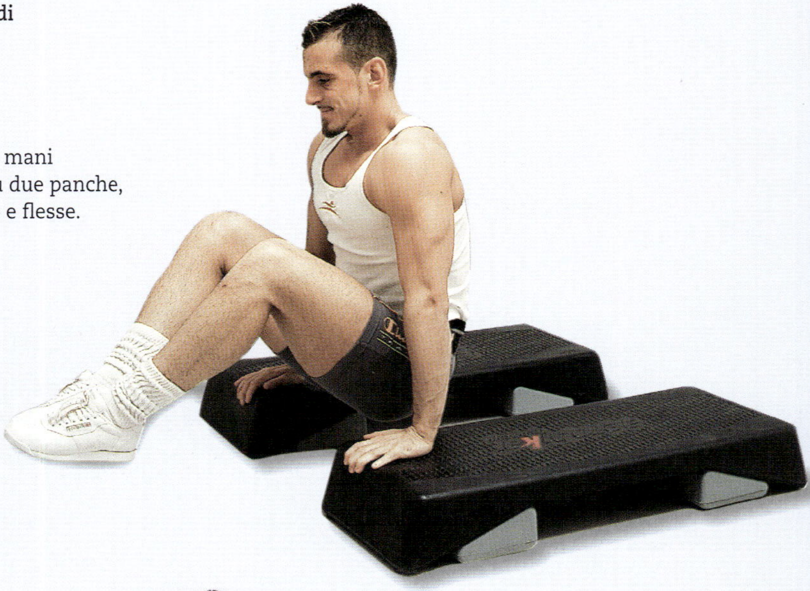

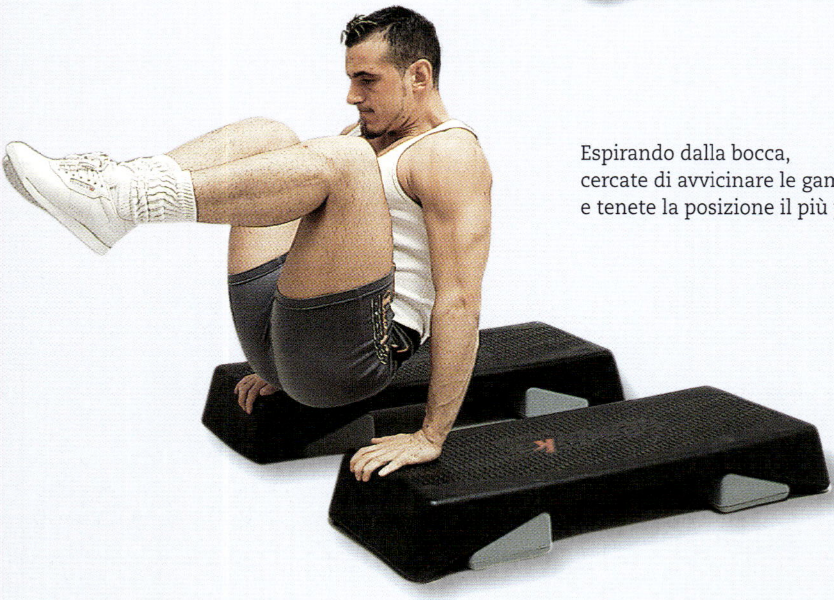

Espirando dalla bocca,
cercate di avvicinare le gambe al petto
e tenete la posizione il più possibile.

CRUNCH CON BRACCIA TESE E GAMBE A 90°

- 2-3 serie da 12-15 ripetizioni
- pausa 45 secondi

Supini, con la schiena in appoggio, gambe sollevate da terra in verticale a 90° e braccia distese dietro la testa.

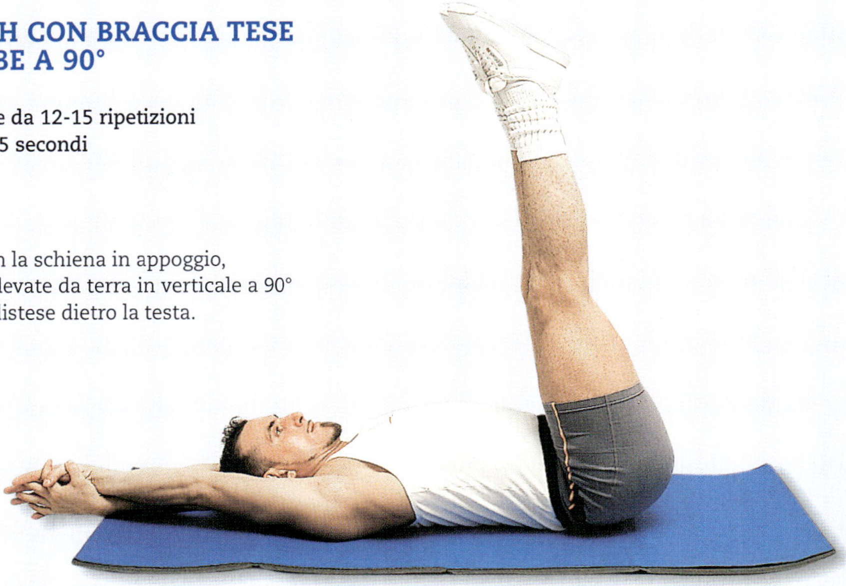

Espirando dalla bocca, sollevate le spalle fino a che si stacchino le scapole dal tappetino di circa 5-10 cm.

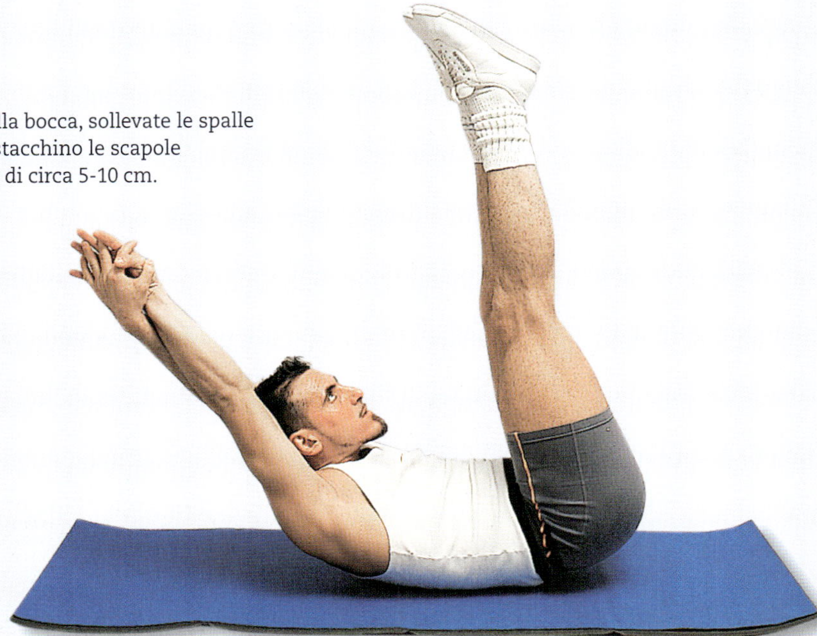

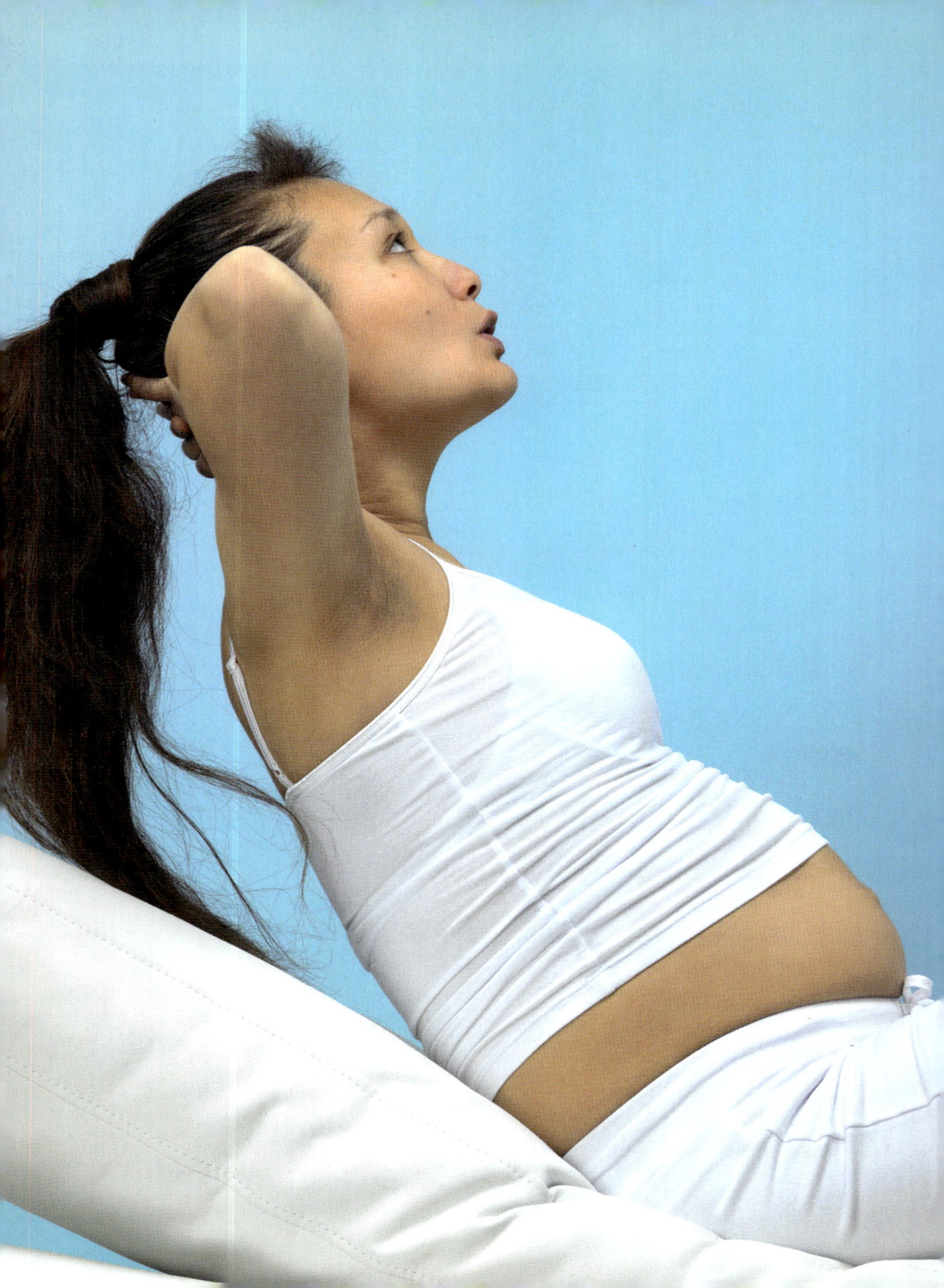

PER LA GRAVIDANZA

La cura del corpo tramite un costante e corretto esercizio muscolare acquista una notevole importanza nel periodo della gravidanza. Il movimento combatte la ritenzione idrica, aiutando a smaltire eventuali liquidi in eccesso, e soprattutto allena l'intero organismo ad affrontare più facilmente il travaglio, il parto e la fase post-parto. Gli esercizi ginnici, che fino a non molti anni fa erano considerati controindicati, sono oggi ritenuti molto utili, ma vanno praticati con buon senso e sotto il controllo medico.

RETROVERSIONE DEL BACINO

- 3 serie da 15 ripetizioni
- pausa 30 secondi

Supine, con gambe flesse, piedi in appoggio e braccia distese lungo i fianchi.

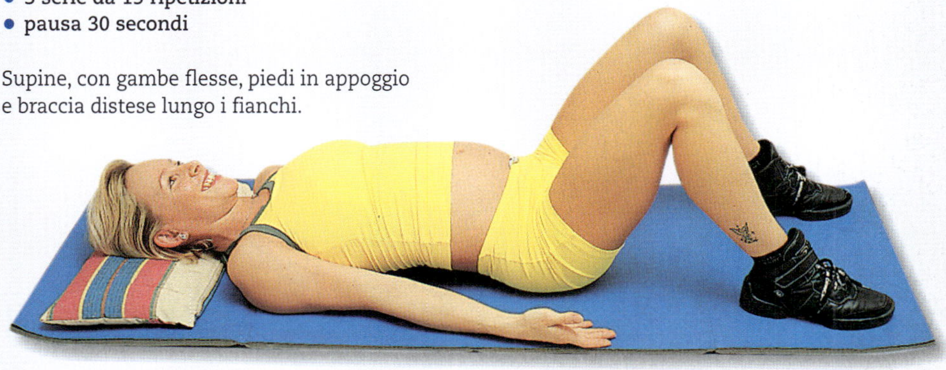

Espirando dalla bocca, cercate di schiacciare la schiena contro il pavimento contraendo gli addominali.

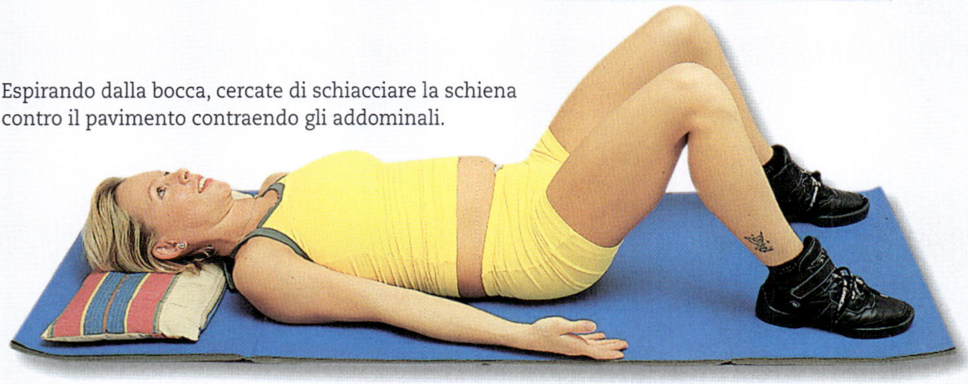

- **Indicato fino a un mese prima del parto**

RETROVERSIONE DEL BACINO IN PIEDI IN APPOGGIO A UNO SPIGOLO

- 3 serie da 15 ripetizioni
- pausa 30 secondi

In piedi, con la schiena appoggiata a uno spigolo, gambe leggermente piegate, braccia distese lungo i fianchi e palmi delle mani extraruotati.

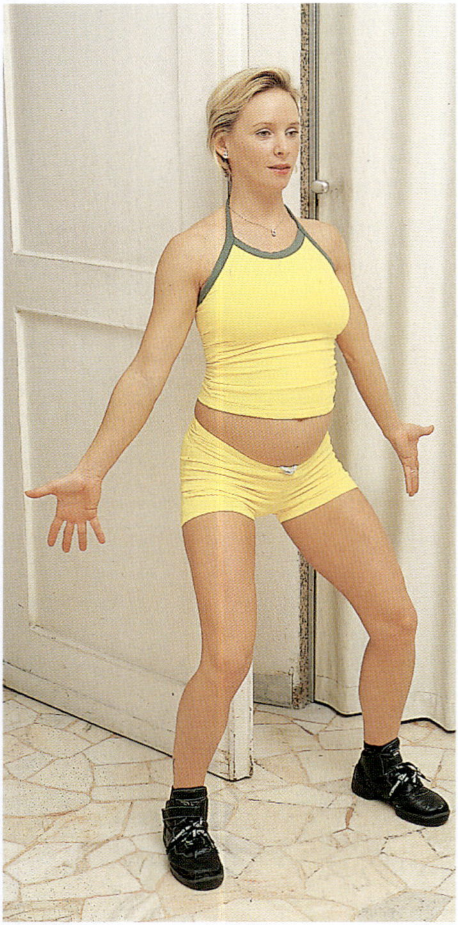

Espirando dalla bocca, cercate di schiacciare la schiena contro lo spigolo contraendo gli addominali.

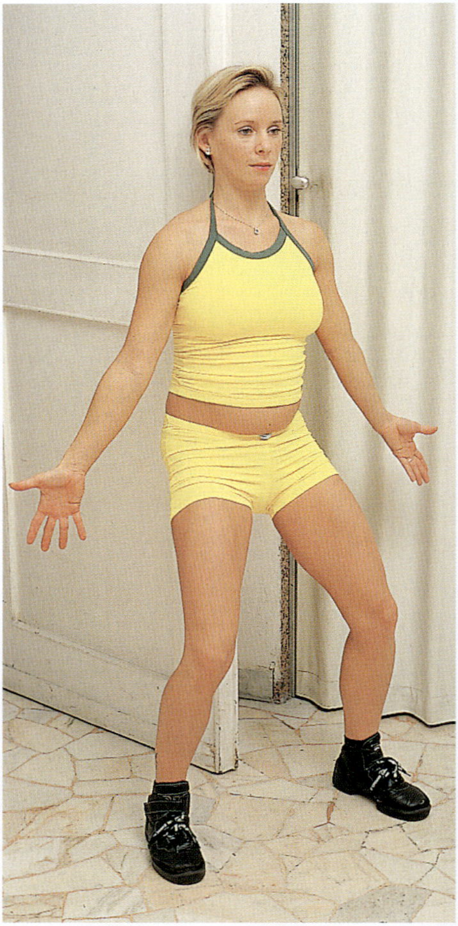

- Indicato fino a un mese prima del parto

SOLLEVAMENTO DI CAPO E SPALLE DA SUPINA

- 3 serie da 15 ripetizioni
- pausa 40 secondi

Supine, con la schiena in appoggio, gambe piegate, piedi appoggiati al suolo, mani dietro la nuca con gomiti chiusi e cuscino sotto il capo.

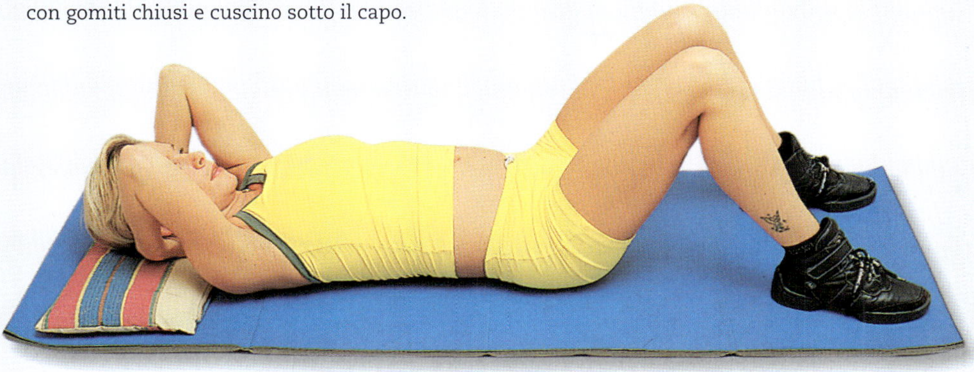

Espirando dalla bocca, sollevate le spalle fino a che si stacchino le scapole dal tappetino di circa 5-10 cm.

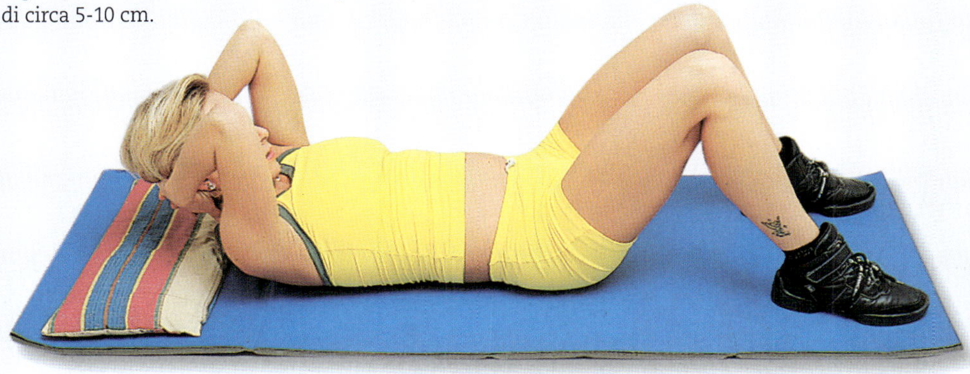

- Indicato fino a un mese prima del parto

SEDERSI LATERALMENTE A DESTRA E SINISTRA

- 3 serie da 15 ripetizioni
- pausa 30 secondi

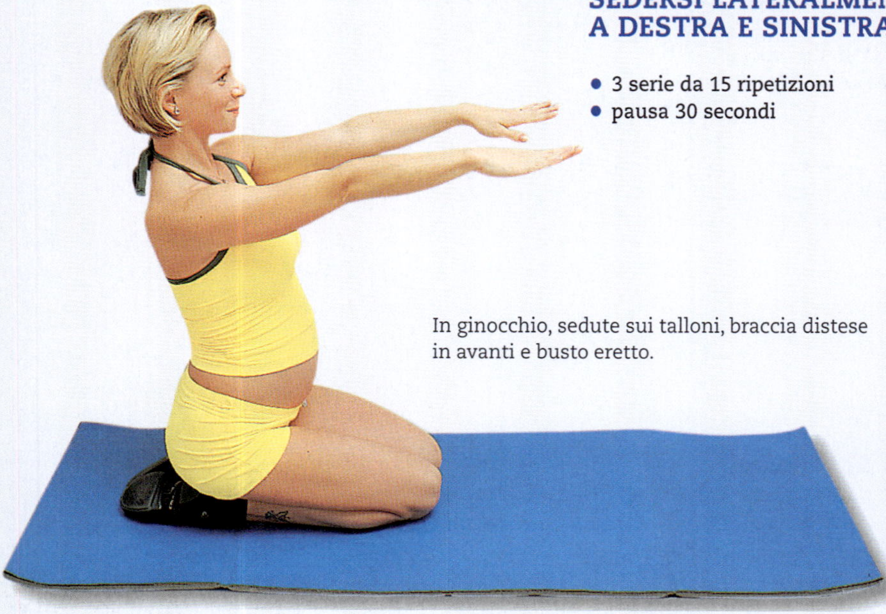

In ginocchio, sedute sui talloni, braccia distese in avanti e busto eretto.

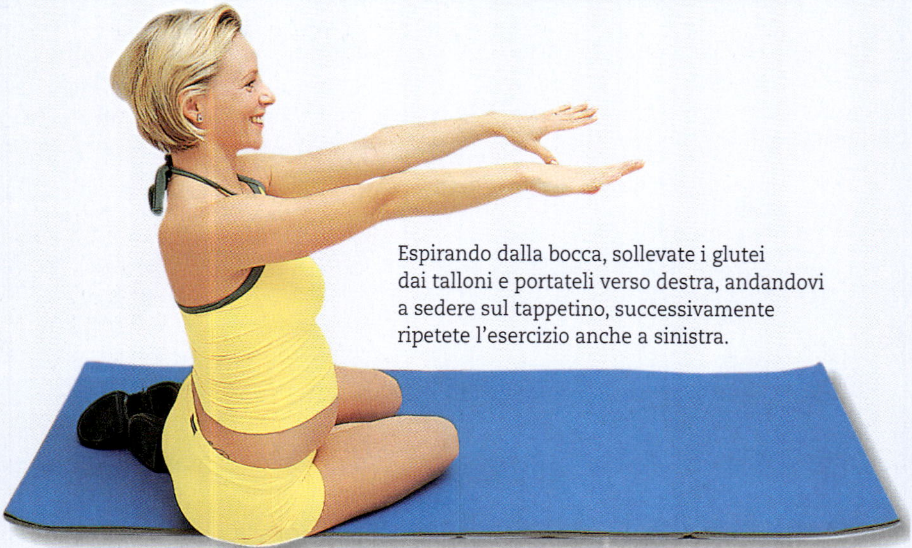

Espirando dalla bocca, sollevate i glutei dai talloni e portateli verso destra, andandovi a sedere sul tappetino, successivamente ripetete l'esercizio anche a sinistra.

- Indicato da 3 giorni dopo il parto

DISTENSIONE DELLE GAMBE DA SUPINA

- 4 serie da 12 ripetizioni
- pausa 35 secondi

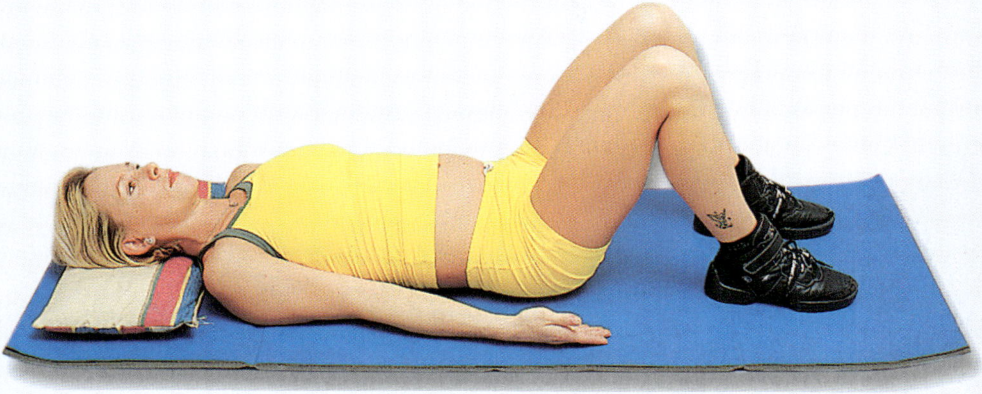

Supine, con la schiena in appoggio, gambe piegate, piedi appoggiati al suolo, braccia distese lungo i fianchi e cuscino sotto il capo.

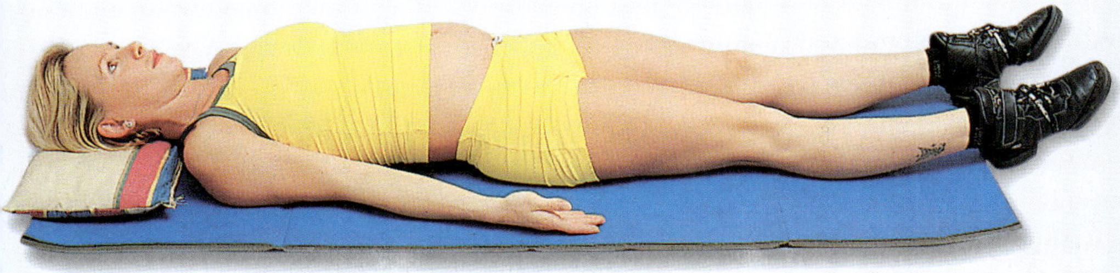

Espirando dalla bocca, fate scivolare le gambe verso il basso distendendole completamente.

- **Indicato nelle prime 48 ore dopo il parto**

SOLLEVAMENTO DI CAPO E SPALLE CON BRACCIA LUNGO I FIANCHI IN ISOMETRIA

- 4 serie da 8 ripetizioni per 10-15 secondi
- pausa 20 secondi

Supine, con la schiena in appoggio, gambe piegate, piedi appoggiati al suolo e braccia distese lungo i fianchi.

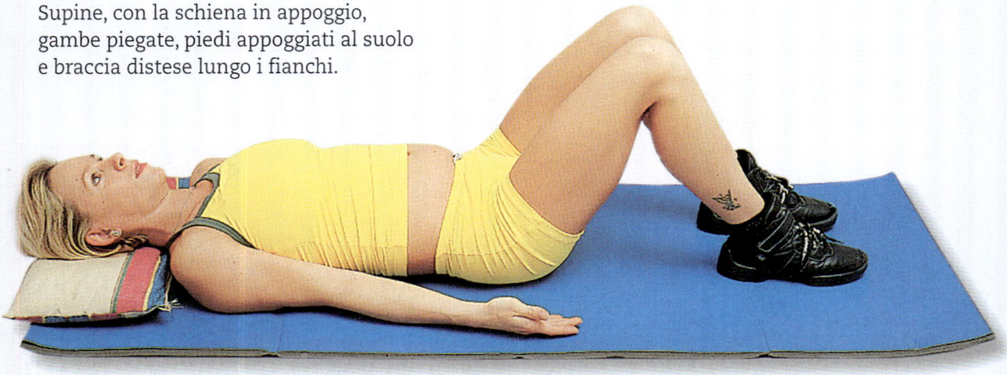

Espirando dalla bocca sollevate il capo, le spalle e le braccia tenendo il più possibile la posizione.

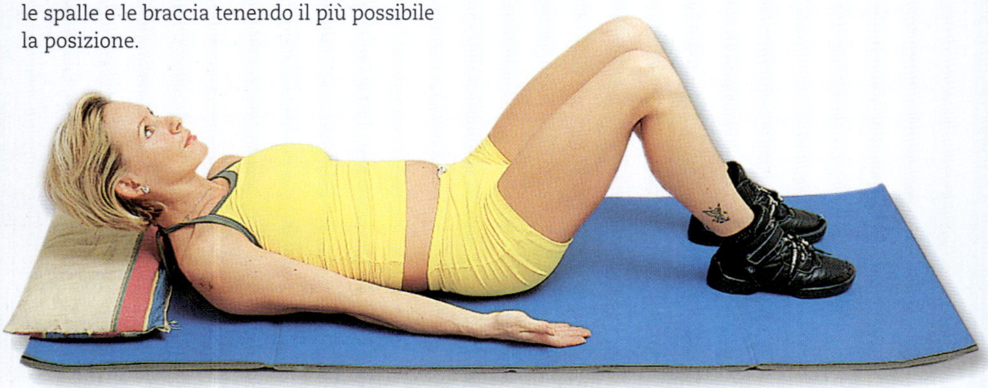

- Indicato nelle prime 48 ore dopo il parto

SOLLEVAMENTO DI CAPO E SPALLE A DESTRA E A SINISTRA DA SUPINA

- 3 serie da 15 ripetizioni
- pausa 30 secondi

Supine, con la schiena in appoggio, gambe piegate, piedi appoggiati al suolo e braccia distese lungo i fianchi.

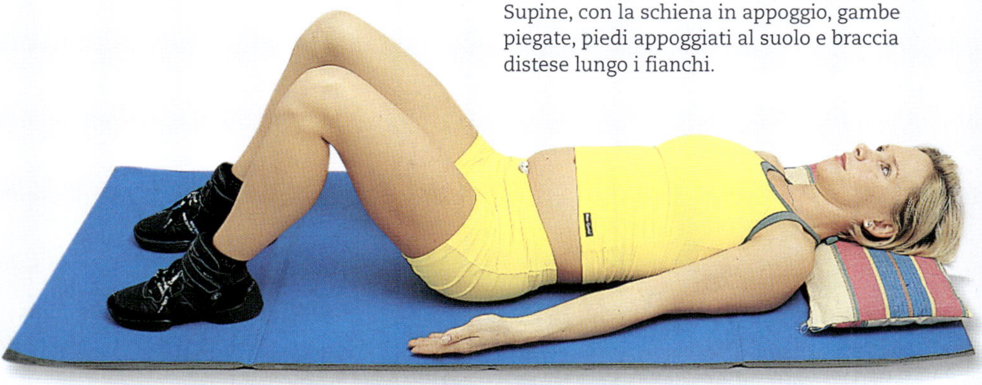

Espirando dalla bocca, sollevate il capo e le spalle avvicinando la mano sinistra al piede sinistro e successivamente svolgete la stessa cosa anche con la mano destra.

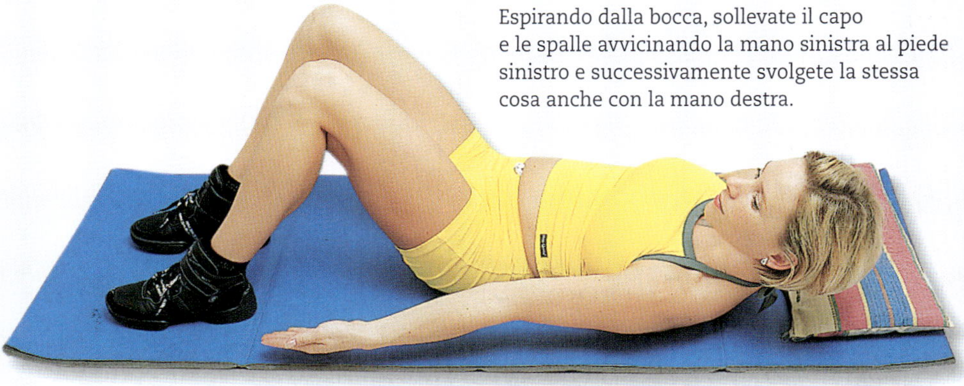

- Indicato nelle prime 48 ore dopo il parto

SIT UP INVERSO

- 2-3 serie da 12 ripetizioni
- pausa 35 secondi

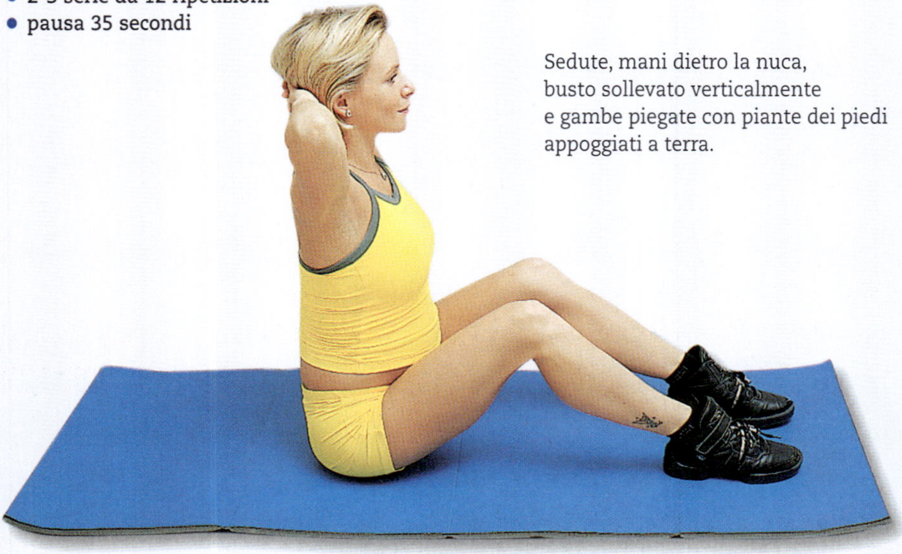

Sedute, mani dietro la nuca, busto sollevato verticalmente e gambe piegate con piante dei piedi appoggiati a terra.

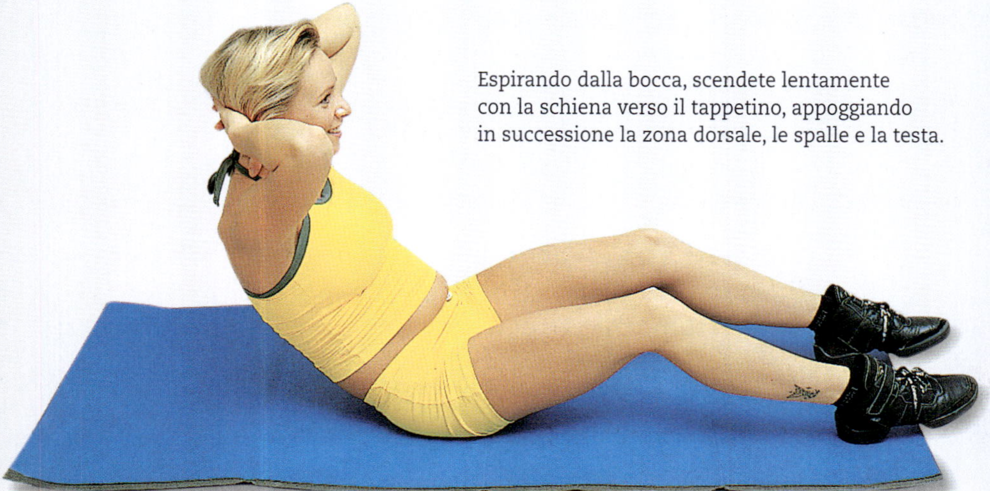

Espirando dalla bocca, scendete lentamente con la schiena verso il tappetino, appoggiando in successione la zona dorsale, le spalle e la testa.

- Indicato 3-6 mesi dopo il parto

BIBLIOGRAFIA

AA VV, *Il libro delle vitamine*, Colognola ai colli, 1988

Aerobic Instructor Manual, Ed. Kangaroo Press, 1994

Amstrad - Rodahl, *Fisiologia*, Milano, 1984

S. Boccardi - C. Lissoni, *Cinesiologia*, Roma, 1996

G. Cianti, *Body Building*, Milano, 1999

A. Dal Monte, *Fisiologia e medicina dello sport*, Firenze, 1984

U. Devetak - G. Corbetta, *La Grande Enciclopedia dello sport*, Milano, 1987

M. Di Pasquale, *Aminoacidi e proteine nell'atleta*, Figline Valdarno, 1999

M.A. Fiatarone, *Exercise training and nutritional supplementation for physical fraitly in very elderly people*, in "New English Journal of Medicine" 330 - 1769, 1994

F. C. Hatfield, *Body building un approccio scientifico*, Milano, 1986

A. Lanzani, *L'istruttore di body building*, Milano, 1990

R. Maccadanza, *L'arte degli addominali*, Varese, 1999

McArdle - Katch - Katch, *Fisiologia applicata allo sport*, Pavia, 1997

B. Pearl, *Più forti con i pesi*, Roma, 1986

A. Raimondi, *La nutrizione nello sport*, Padova, 1988

L. Ricciarelli - A. Toccaceli, *Teoria e metodologia dell'allenamento*, Roma, s.d.

A. Sassi, *Allenamento e sovrallenamento*, Milano, 1997

P. Sibilia - S. Negrini, *Il trattamento della lombalgia*, Milano, 1996

K. Tittel, *Anatomia funzionale dell'uomo*, Milano, 1987

C. Tozzi, *Metodologia dell'allenamento*, s.l., 1999

REFERENZE FOTOGRAFICHE

Tutte le immagini sono dell'Archivio Giunti / © Marco Giberti, a eccezione di:

Cortesia © Massimo Messina p. 4
Fotolia: © Valua Vitaly pp. 6, 8; © Mark Stout p. 16; © iceteastock p. 18; © hartphotography p. 21; © viperagp p. 26; © nyul p. 28; © Oleksii Sergieiev p. 38; © Andres Rodriguez p. 110
Getty Images: © Pascal Broze/Onoky p. 24; © Daniel Grill/Tetra images pp. 29, 31; © Oleksiy Maksymenko/Age Fotostock p. 116
Glowimages: © GW20 Foto p. 3
Marka: © Stefano Lunardi p. 13
Masterfile/SIE: © Kevin Dodge p. 33; © David P. Hall p. 84

Disegni: © Archivio Giunti

L'editore si dichiara disponibile a regolare eventuali spettanze per quelle immagini di cui non sia stato possibile reperire la fonte.

Sport

TITOLI IN COLLANA

Stefano Alfonsi
BASKET

Stefano Alfonsi
NUOTO

Stefano Alfonsi
TENNIS

Nicoletta Bertante - Giampietro Fantoni
PALLAVOLO

Fulvio Damele con la collaborazione di Luca Amoretti
CALCIO

Giuseppe Ferraro
RUGBY

Massimo Messina
ADDOMINALI

Massimo Messina
STRETCHING PER LO SPORTIVO

Furio Oldani
CORSA SU STRADA

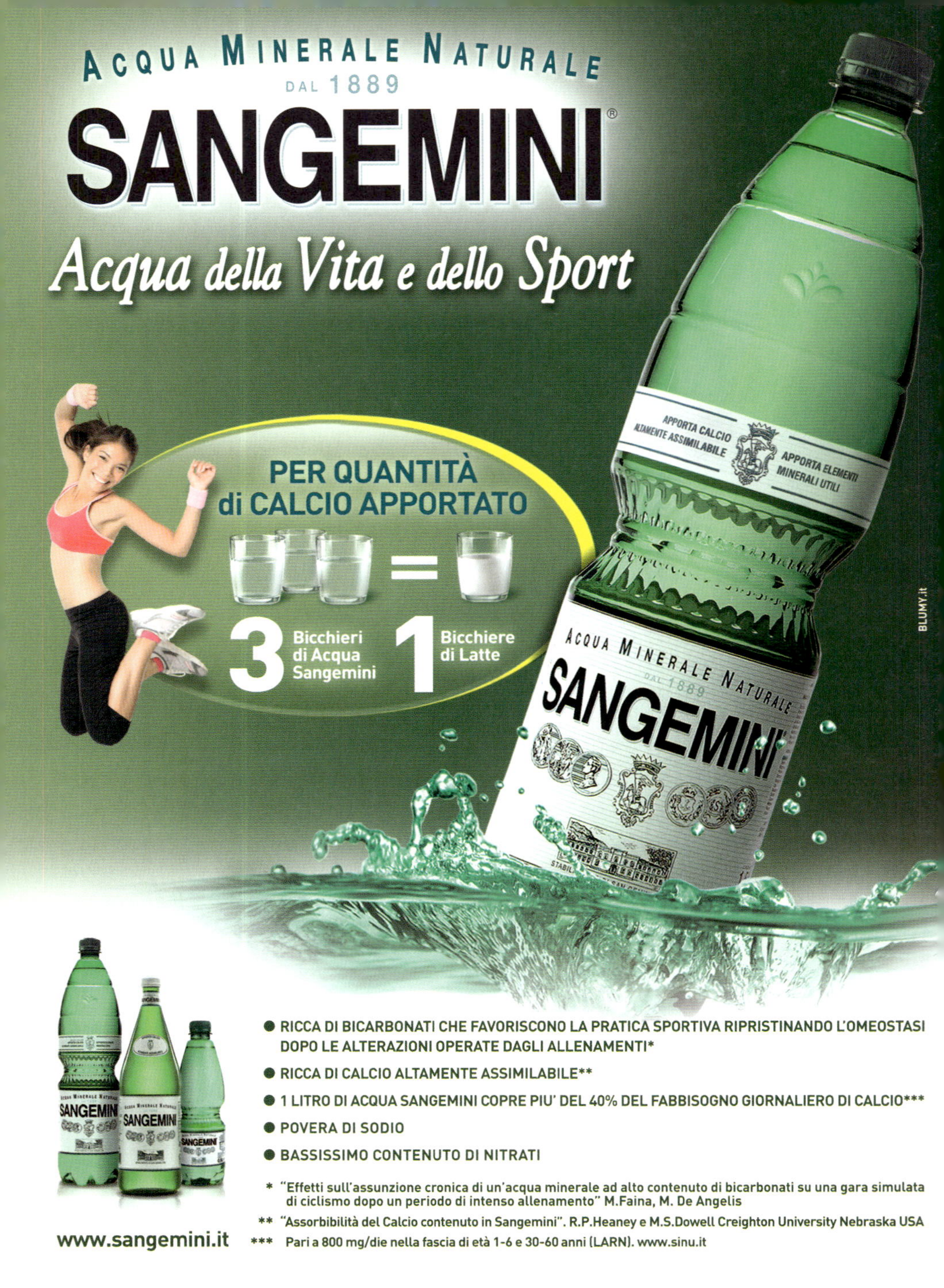

ACQUA MINERALE NATURALE
DAL 1889
SANGEMINI®
Acqua della Vita e dello Sport
PER QUANTITÀ di CALCIO APPORTATO
3 Bicchieri di Acqua Sangemini
=
1 Bicchiere di Latte
APPORTA CALCIO ALTAMENTE ASSIMILABILE
APPORTA ELEMENTI MINERALI UTILI
ACQUA MINERALE NATURALE
DAL 1889
SANGEMINI
BLUMY.it
● RICCA DI BICARBONATI CHE FAVORISCONO LA PRATICA SPORTIVA RIPRISTINANDO L'OMEOSTASI DOPO LE ALTERAZIONI OPERATE DAGLI ALLENAMENTI*
● RICCA DI CALCIO ALTAMENTE ASSIMILABILE**
● 1 LITRO DI ACQUA SANGEMINI COPRE PIU' DEL 40% DEL FABBISOGNO GIORNALIERO DI CALCIO***
● POVERA DI SODIO
● BASSISSIMO CONTENUTO DI NITRATI
* "Effetti sull'assunzione cronica di un'acqua minerale ad alto contenuto di bicarbonati su una gara simulata di ciclismo dopo un periodo di intenso allenamento" M.Faina, M. De Angelis
** "Assorbibilità del Calcio contenuto in Sangemini". R.P.Heaney e M.S.Dowell Creighton University Nebraska USA
*** Pari a 800 mg/die nella fascia di età 1-6 e 30-60 anni (LARN). www.sinu.it
www.sangemini.it